中医传世

# 四诊抉微

清·林之翰◎著

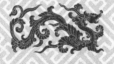

中国医药科技出版社

**图书在版编目(CIP)数据**

四诊抉微/(清)林之翰著. —北京：中国医药科技出版社，2016.5
(中医传世经典诵读本)
ISBN 978 - 7 - 5067 - 8307 - 1

Ⅰ.①四… Ⅱ.①林… Ⅲ.①四诊 - 诊法 - 中国 - 清代 Ⅳ.①R241.2

中国版本图书馆 CIP 数据核字(2016)第 049893 号

美术编辑 陈君杞
版式设计 锋尚设计
出版 中国医药科技出版社
地址 北京市海淀区文慧园北路甲 22 号
邮编 100082
电话 发行：010 - 62227427 邮购：010 - 62236938
网址 www.cmstp.com
规格 880×1230mm $\frac{1}{64}$
印张 5
字数 137 千字
版次 2016 年 5 月第 1 版
印次 2021 年 2 月第 4 次印刷
印刷 三河市百盛印装有限公司
经销 全国各地新华书店
书号 ISBN 978 - 7 - 5067 - 8307 - 1
定价 15.00 元

# 内容提要

《四诊抉微》为中医诊断学专著，清·林之翰代表作。林氏博采《内经》《难经》《伤寒杂病论》《脉经》等古典医籍理论及先哲精髓，并加详注，撰《四诊抉微》八卷，附《管窥附余》一卷，付梓于雍正元年（1723年）。

书中1~3卷，主论望、闻、问诊。详细论述了颜面、口、鼻、耳、目、齿、舌等部位的各种形色变化，以声音审查疾病的阴阳清浊新久、寒热虚实的方法，通过诊问人品起居、嗜欲苦乐来了解疾病变化，并详析张景岳"十问"，论三诊详确精要。4~7卷，主论二十九道脉，体、象、主病并参以先哲精髓，统而析之，不泥古说。第8卷主论六气之脉及节候之诊，附之以图，参之以诀，令后学者了了易明。后《管窥附余》1卷，列原脉体用、浮脉主里须知、沉脉主表须知等，每多新见。

《四诊抉微》系统地总结了古今有关四诊成就，加以分类叙述，是四诊合参具体应用的重要诊法书籍。

# 柯 序

乌程林子宪百，著《四诊抉微》成，邮寄问序于余。余不知医，何以序林子之书为？虽然，余固不知医，余窃久知林子之志于医。盖林子为余桐岗徐夫子之族甥，昔年侍侧夫子，每向余啧啧道林子之医，少即专精笃嗜，博极群书，寒暑不辍；且遨游四方，遇岐黄宿硕名流，虚怀咨询，不弃一得。迨业成行世，远近敦请者，户外之屦恒满。林子志存济世，不计酬报，贵贱贫富，惟一体视。每遇疾病危急之家，诸医盈座，惟相向束手无策，或且唯唯诺诺，随人可否，林子独凭几出定见制方，病者立起死回生。以故夫子视学中州，日延林子至署，一时当路公卿争聘无虚日，艺术之神，吾里士大夫迄今能道之。噫！林子之医，其学业彰彰若是。其所著述不即可决，其信今而传后哉！故不敢以不知医辞，而为之序。

固始柯乔年拜手题

# 陆　序

　　自乾坤定位，而大生广生庶类之疵疠夭札者，不获尽免于天高地厚之内。圣人洗心藏密，本吉凶同患之情，以补造化所不逮而著为医。炎帝亲尝百草，诸寒热温凉之性，轩岐特阐五藏六腑、十二经络，与夫七情六欲、阴阳、虚实、表里等因，而立治之之法。由是张、刘、朱、李诸贤，各师其意，神明于规矩中，而论症论方等书大备。顾病在脏腑，从外而测乎内，必望其色、审其音、辨其症、详其脉，而后有隔垣之见，则四诊实医之要也。古人论脉，虽有专书，尚多聚讼；至望、闻、问。每略焉而毋详，即或载一二遗论，大抵仅得夫浅者、粗者，而不能晰其精，故世之业医者，时有捍格之叹。余友林子宪百，稽古有获而游艺于医，技入于神，四方之全活者甚众。爰体天地好生之德，而扩民胞物与之怀，遍搜昔贤妙义，断以心裁，辑而成帙，名曰《四诊抉微》。理窥其奥，法极其周，直如明镜之鉴物，无一不照。学者读是书，而凡疑难棘手之症，皆得藉其阐发，效其施治，了然于心目之间。济世之仁溥矣，则得以宣圣化而助元功者，其殆与《素》《难》后先辉映哉！

戊水同学第陆树珠顿首拜题

# 顾　序

　　尝念阴阳、律历、礼乐、兵刑，关忠孝大者，无出于医。故张子和著书名曰《儒门事亲》。以君父有疾，不审择而托之庸劣之手，与服许世子之药等耳，安得称忠孝？其时义亦大矣哉！论四序迁流，则有温肃寒燠之殊；语八方风土，则有刚柔厚薄之异；究七情六欲，则有委曲缠染之由；而于其间量天时，度地气，揣人心，赞化调元，功同良相者，殊非小补。然要之，审阴阳之虚实，别伤感之重轻，大约不离乎四诊者，近是。此观色、察言、辨证、视息之不可不详切而著明也。今余友林子宪百，系传入闽，流寓三吴，家成上者，五叶于兹。早岁颖异过人，已缵先人儒术，淹贯经史，好古能文；特以迂疏寡效，缘是学阐黄岐，理研《灵》《素》，历有年所，以故疏方济世，行药活人，殆指不胜屈。而其令嗣右王，亦箕裘克绍，仁术大行。将见杏林春遍，董奉不得专美于前；橘井云生，苏耽亦当让能于后。较之时下之稍通本草，略涉方经，辄试刀圭，肆

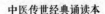

行无忌者，余直当以林子乔梓，为吴下之李、张，浙中之仓、扁，岂虚誉哉！因之宪百于应酬之暇，效涪翁著述。博阅群书，广搜众说，参互考订，纂旧增新，明先贤所欲明，发前人所未发，勒成一书，公诸同好。俾世之行道者，于言色之察，证脉之辨，脏腑经络之间，洞如观火。非徒以晓之乡邑，亦将以昭示遐荒。讵仅以训诏儿孙，自能以嘉惠后学，博施济众，裨益良多，则是书之足以垂世而行远，当以余言为左卷。因不揣谫陋，僭弁其简端云。

瑶邨弟顾耿光书于玉映堂中

# 目　录

## 卷之一　望诊

## 卷之二 望诊

# 四诊抉微

## 卷之三　儿科望诊

# 四诊抉微

# 卷之四　切诊一

# 四诊抉微

## 卷之五　切诊二

# 卷之六　切诊三

## 卷之七　切诊四

## 卷之八　切诊五

四诊抉微

# 卷之一　望诊

## 乌程林之翰宪百父（别字慎庵）　纂述

> 眉批：慎庵补下注素问方盛衰论云：形弱气虚死，以中外俱败也。形气有余脉气不足死，以外貌无恙脏气已坏也。脉气有余形气不足生，形衰无恙，盖以根本为主也。上下两节，当互求其意。新故二字，虚实存焉，最为紧要，人多忽视。殊不知少壮新邪实证，居多可攻；老衰久病虚者，居多可补。此圣人示人察虚实之定法，学者毋忽此。故治有初终末之三法也。

## 察形气

《素问·玉机真脏论》曰：凡治病察其形气色泽，脉之盛衰，病之新故，乃治之，无后其时。形气相得，形盛气盛，形虚气虚，谓之可治；色泽以浮，明也。谓之易已；形气相失，谓之难治；形盛气虚，气盛形虚。色夭，晦恶也。不泽，枯焦也。谓之难已。

《素问·三部九候论》云：形盛脉细，少气不足以息者危；形瘦脉大，胸中多气者死；形气相得者生；形肉已脱，九候虽调犹死。

《灵枢经》曰：形气不足，病气有余，是邪盛也，急泻之。形气有余，病气不足，急补之。形气不足，病气不足，此阴阳俱不足也，不可刺之，刺之则重不足，重不足则阴阳俱竭，血气皆尽，五脏空虚，老者绝灭，壮者不复矣。形气有余，病气有余，此阴阳俱有余也。急泻其邪，调其虚实。

慎庵按：邪盛正虚，当泻其邪，以扶正气。治若轻缓，迁延时日，使病邪日炽，真元日削，病必不治。今人多犯此。经文下一"急"字，最有关系，读者须着眼，毋轻看过。

东垣曰：病来潮作之时，精神增添者，是为病气有余；若精神困乏，是为病气不足。不问形气有余不足，只取病气有余不足也。夫形气者，形盛为有余，消瘦为不足。察口鼻中气，劳役如故，为气有余；若喘息气促、气短，或不足以息，为不足，当泻当补，全不在此，只在病势潮作之时。精神困弱，语言无力，懒语者急补之。

慎庵按：东垣言虽如此，然予尝见伤寒热病，热甚者，则热伤气，亦必精神困倦，语言无力，问之不答，此大实有羸状也，然必有大实热之脉证呈见，方是实证。东垣所云，亦必有虚寒之证脉可参。故审形气，又当以脉证合观，方得真实病情也。

凡人之大体为形，形之所充者气。形胜气者夭，肥白气不充。气胜形者寿。修长黑色有神。

肥人多中风，以形厚气虚，难以周流，而多郁滞生痰，痰壅气塞成火，而多暴厥也。

瘦人阴虚，血液衰少，相火易亢，故多劳嗽。

形体充大，而皮肤宽缓者寿。

形体充大，而皮肤紧急者夭。

形涩而脉滑、形大脉小、形小脉大、形长脉短、形短脉长、形滑脉涩，肥人脉细小，轻虚如丝，羸人脉躁，俱凶。

血实气虚则肥，气实血虚则瘦。肥者能寒不能热，瘦者能热不能寒。能，读耐。

美髯而长至胸，阳明血气盈。髯少血气弱，不足则无髯。美髯者，太阳多血。

坐而下一脚者，腰痛也。

行迟者，痹也。或表强，或腰脚痛，或麻木风疾。里实护腹如怀卵物者，心痛也。

持脉病人欠者，无病也。

《内经》云：阳引而上，阴引而下，则欠；阴阳相引，故曰无病，病亦即愈。

慎庵按：此只可指初病轻浅者言，若久病虚脱，呼欠连绵不已者，最为危候。服药后欠渐止者生，进者死，不可与此同日语也。

息摇肩者，心中坚；息引胸中上气者，咳；息张口短气者，肺痿吐沫。

掌中寒者，腹中寒；掌中热者，阴不足，虚火盛。

诊时，病人叉手扪心，闭目不言，必心虚怔忡。

经云：仓廪不藏者，门户不要也；水泉不止者，膀胱不藏也。

头者，精明之府；头倾视深，精神将夺。

背者，胸中之府；背曲肩随，府将坏矣。

腰者，肾之府；转摇不能，肾将惫矣。

眼胞肿，十指头微肿者，必久咳。

# 察神气存亡

经曰：得神者昌，失神者亡。善乎神之为义。此死生之本，不可不察也。以脉言之，则脉贵有神。脉法曰：脉中有力，即为有神。夫有力者，非强健之谓，谓中和之力也。大抵有力中，不失和缓，柔软中，不失有力，此方是脉中之神。若其不及，即微弱脱绝之无力也，若其太过，即弦强真脏之有力也，二者均属无神，皆危兆也。以形证言之，则目光精采，言语清亮，神思不乱，肌肉不削，气息如常，大小便不脱，若此者，虽其脉有可疑，尚无足虑，以其形之神在也。若目暗睛迷，形羸色败，喘急异常，泄泻不已；或通身大肉已脱；或两手寻衣摸床；或无邪而言语失伦；或无病而虚空见鬼；或病胀满，而补泻皆不可施；或病寒热而温凉皆不可用；或忽然暴病，即沉迷烦躁，昏不知人；或一时卒倒即眼闭、口开、手撒、遗尿。若此者，虽其脉无凶候，必死无疑，以其形之神去也。再以治法言之，凡药食入胃，所以能胜邪者，必须胃气施布药力，始能温、吐、汗下，以逐其邪。若邪气胜，胃气竭者，汤药纵下，胃气不能施化，虽有神丹，其将奈之何哉。所以有用寒不寒，用热不热者，有发其汗而表不应，行其滞而里不应者，有虚不受补，实不可攻者，有药食不能下咽，或下咽即呕者。若此者，呼之不应，遣之不动，此以脏气元神尽去，无可得而使也。是又在脉证之外，亦死无疑者。虽然脉证之神，若尽乎此。然有脉重证轻，而知其可生者；有脉轻证重，而知其必死者，此取证不取脉也。有证重脉轻，而必其可生者；有证轻脉重而谓其必死者，此取脉不取证也。取舍疑似之间，自有一种玄妙也。（《传忠录》）

# 察五色

眉批：外部谓面之两侧，内部谓面之中央，即《经》云：六腑挟其两侧，五脏次于中央之义也。从外走里，外邪传里也，从里走外，内邪达外也。此等关头存乎其人。

经曰：能合色脉，可以万全。精明五色者，气之华也。

《灵枢·五色》篇曰：其色粗以明，沉夭者为甚；其色上行者，病益甚，浊气方升而色日增，日增者病日重。其色下行如云撤散者，病方已。下行者，滞气散而色渐退，渐退者，病将已。五色各有藏部，有外部，有内部也。色从外部走内部者，其病从外走内；其色从内走外者，其病从内走外。五色各见其部，察其浮沉，以知浅深；察其泽夭，以知成

败；察其抟散，以知远近；视色上下，以知病处。粗，显
也。抟，音团，聚也。

# 合色脉诊病新久

《素问·脉要精微论》曰：征其脉小，色不夺者，
新病也；征其脉不夺，其色夺者，此久病也；征其脉与
五色俱夺者，此久病也；征其脉与五色俱不夺者，新病
也。张路玉曰：凡暴感客邪之症，不妨昏浊壅滞。病久
气虚，只宜瘦削清癯。若病邪方锐，而清白少神，虚羸
久困，而妩媚鲜泽，咸非正色。五色之中，青黑黯惨，
无论病之新久，总属阳气不振，惟黄色见于面目，而不
至索泽者，皆为向愈之候。

色脉之阴阳，阳舒而阴惨也。色清而明，病在阳
分；色浊而暗，病在阴分。

张三锡曰：五脏六腑之精华，上彰于明堂。而脏腑
有偏胜盈虚，若色若脉，亦必随而应之，但当求其有
神，虽困无害。神者，色中光泽明亮是也。脉有胃气，
同一理也。

丹溪曰：肥人湿多，瘦人火多，白者肺气虚，黑者

肾气足。形色既殊，脏腑亦异。外症虽同，治法迥别。

《灵枢·邪气脏腑病形》篇曰：夫色脉与尺脉之相应也，如桴鼓影响之相应也，不得相失也。此亦本末根叶之出候也，故根死则叶枯矣。色脉形肉不得相失。色青者，其脉弦；赤者，其脉钩；黄者，其脉代；白者，其脉毛；黑者，其脉石。其色见而不得其脉，反得其相胜之脉，则死矣；得其相生之脉，则病已矣。

## 察五官

《灵枢·五阅五使》篇曰：鼻者，肺之官也。目者，肝之官也。口唇者，脾之官也。舌者，心之官也。耳者，肾之官也。故肺病，喘息鼻张；肝病者，眦青；脾病者，唇黄；心病者，舌卷短，颧赤；肾病者，颧与颜黑。

## 部分内应五脏四言诀

此即《五色篇》经文，《汇辨》编为歌诀，以便记诵。

五脏六腑，各有部分。额主阙庭，上属咽喉，阙循鼻端，五脏之应。内眦挟鼻，下至承浆，属于六腑，表里各别。自颧下颊，肩背所主，手之部分。牙车下颐，属股膝胫，部分在足，脏腑色见，一一可征。庭者首面，阙上咽喉，阙中者肺，下极为心。直下者肝，肝左为胆。肝下属脾，方上者胃，中央大肠。挟大肠者，北方之肾，当肾者脐。面王以上，则为小肠。面王以下，膀胱子处，更有肢节，还须详察。颧应乎肩，颧后为臂，臂下者手。目内眦上，属于膺乳，挟绳 颊之外曰绳。而上，为应乎背。循牙车下，为股之应。中央者膝，膝下为胫。当胫下者，应在于足。巨分者股，口旁大纹处为巨分。巨屈 颊下曲骨。膝膑 膝盖骨也。部分已精，须合色脉。五色外见，为气之华。白当肺辛，赤当心苦，青当肝酸，黄当脾甘，黑当肾咸。白则当皮，赤则当脉，青则当筋，黄则当肉，黑则当骨。五脏之色，皆须端满，如有别乡，非时之过。其色上锐，首空上向，下锐下向，左右如法。

凡邪随色见，各有所向，而尖锐之处，即其乘处，所进之方。故上锐者，以首面正气之空虚，而邪即乘之上向也。左右上下，皆同此法。

朱丹溪曰：容色所见，左右上下，各有其部。脉息所动，寸关尺皆有其位。左颊者，肝之部，以合左手关位；肝胆之分，应于风木，为初之气。额为心之部，以合于左手寸口；心与小肠之分，应于君火，为二之气。鼻为脾之部，合于右手关脉；脾胃之分，应于湿土，为四之气。右颊者，肺之部，合于右手寸口；肺与大肠之分，应于燥金，为五之气。颐为肾之部，以合于左手尺中，肾与膀胱之分，应于寒水，为终之气。至于相火，为三之气，应于右手，命门三焦之分也。若夫阴阳五行，相生相胜之理，当以合之色脉而推之也。

按：此所言"部分"，与《灵枢经》微异。然今人论部，皆从此，故备之。

## 五色见于面审生死诀

《脉要精微论》曰：赤欲如帛裹朱，不欲如赭；白欲如鹅羽，不欲如盐；青欲如苍璧之泽，不欲如蓝；黄欲如罗裹雄黄，不欲如黄土；黑欲如重漆色，不欲如地苍。

《五脏生成篇》曰：生于心，如以缟裹朱；生于肺，如以缟裹红；生于肝，如以缟裹绀<sub>深青杨赤色</sub>；生于脾，如以缟裹栝蒌实；生于肾，如以缟裹紫。此五脏所

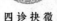

生之外荣也。

**慎庵按**：缟，素绢也。裹以朱红绀黄紫之色于内，其光泽浅润辉映于外，犹面之气色，由肌肉内而透见于外，有神气之荣泽，故为平也。总之，审面色之大法，喜鲜明润泽，而恶暗晦沉滞枯涩不明也。

又曰：青如翠羽者生，赤如鸡冠者生，黄如蟹腹者生，白如豕膏者生，黑如乌羽者生，此五色之见生也。以其鲜明润泽也。

又曰：五脏之气色，见青如草滋者死，黄如枳实者死，黑如煤炲者死，赤如衃血者死，白如枯骨者死，此五色之见死也。谓其枯涩无神气也。

潘硕甫曰：夫气由脏发，色随气华。如青黄赤白黑者，色也；如鹅羽、苍璧、翠羽、鸡冠等类，或有鲜明外露，或有光润内含者，气也。气至而后色彰，故曰欲、曰生。若如赭、盐、黄土、漆、枳实等类，或晦暗不泽，或悴槁不荣，败色已呈，气于何有？故曰不欲，且曰死。由此观之，则色与气，不可须臾离也。然而外露者，不如内含，内含则气藏，外露则气泄。亦犹脉之弦、钩、毛、石，欲其微，不欲其甚。如《经》云以缟裹者，正取五色之微见，方是五脏之外荣，否则过于彰露，与弦、钩、毛、石之独见而无胃气，名曰真脏者，何以异乎！

## 五色兼见面部诀

风则面青，燥则面枯，火则面赤，湿则面黄，寒则面黑，虚则面白。面黑阴寒，面赤阳热。青黑兼见，为风为寒为痛相值。黄白兼见，为虚为气，再者为湿。青白兼见，为虚为风为痛三者。

## 五色外见面部审虚实生死诀

《灵枢经》曰：诸阳之会，皆在于面，故面统属诸阳。

《中藏经》曰：胃热则面赤如醉人。

慎庵按：此乃足阳明胃经实热之证，方有此候。然有在经、在腑之分。外候再见身蒸热，汗大泄，口大渴，鼻燥唇干，齿无津液，脉必洪大而长，或浮缓，或浮洪而数，此在经热邪，当用白虎汤治之。若面热而赤甚，短气，腹满而喘，潮热，手足濈然汗出，兼见痞满燥实坚硬拒按之证，脉不浮而反沉实，或沉数，此热结在中，为阳明腑证，当下之，看热邪浅深，三承气汤选用可也。然胃中虚热，面亦发赤，第赤与热甚微，或隐或见，不若前经腑之实热，常赤不减，并无外证之可察为异耳，即外有身热亦微，不若前实证之炎歊也，脉浮濡而短弱，按之不鼓指，四君、六君选用治之。凡一切杂证虚热面赤，亦必用此消息之，自能无误。观面赤一证，有表里、虚实、戴阳、上下、寒热之不同，不可不细为深察而明辨也。

## 寒郁面赤

《金匮直解》云：心王南方，属火而色赤。赤而为热，人所易知。有寒郁而赤者，经云：太阳司天，寒淫所胜，民病面赤，治以热剂。

《伤寒论》云：设面色缘缘正赤者，阳气怫郁在表，不得越，当解之、熏之。若发汗不彻，不足言，阳气怫郁不得越，当汗不汗，其人躁烦，不知痛处。

眉批：怫郁者，乃阳气蒸越头面，聚而不散，故缘缘而赤也。所谓缘缘者，有时不赤，有时忽赤，若有所因，而愧赧之状也。

慎庵按：此乃感寒邪重，初郁在表，而先见面赤，按之必冷，以寒邪外束，卫阳亦郁，未能即热故也。久之从阳而化，身热面亦热矣。有如隆冬冲风而行，面如刀刿，初入室时，按其而<sup>"而"疑作"面"</sup>冷似冰，此即阳为寒郁之征也。稍定，阳和一转，面反发热，同一理也。当此际，须静候缓治，勿妄投剂。始郁面赤，身未热时，宜细审脉证，勿误作虚治。然亦不难辨也。虚证面赤，必久病方见，不若实证一起便见也。当以麻黄汤发之。若发汗不彻而躁烦，桂枝加葛根。上热下寒，面赤而光；下热上寒，面赤而郁。<sup>晦滞也。</sup>

慎庵按：《医通》云：热发于上，阳中之阳邪也；热发于下，阴中之阳邪也。寒起于上，阳中之阴邪也；寒起于下，阴中之阴邪也。《脉经》云：阳乘阴者，腰以下至足热，腰以上寒，栀子豉汤吐以升之。阴气上争，心腹满者死。阴乘阳者，腰以上至头热，腰以下寒，桂苓丸利以导之。阳气上争，得汗者生。若杂证上热下寒，既济汤；兼大便秘，既济解毒汤；火不归源，八味丸。上寒下热，五苓散送滋肾丸；虚阳下陷者，加减八味丸。

里寒外热，面赤戴阳。

陶节庵曰：有患身热，头疼全无，不烦便作燥闷，面赤，饮水不得入口。庸医不识，呼为热证，而用凉药，误死者多矣。殊不知元气虚弱，是无根虚火泛上，名曰戴阳症"症"疑作"证"，以益元汤治之。益元汤中用黄连、知母，尚有可商。

慎庵按：有一等禀赋阴虚，兼之酒色过度，平居或遇微劳，或行走急速，或饮食过热，面即发赤戴阳。戴阳者，谓阳气戴于首面也。凡若此者，皆因根基浅露，肾气不固，阳易升上故也。一遇外感，身热头疼，恶风寒，面即发赭。治者不可大发其表，以致喘汗不休，变证蜂起，病必加甚，或致不瘳。当用黄芪建中汤加丹皮，或玉屏风散合桂枝汤、参苏饮等方，审证轻重选用。先哲有云：虚人感冒不任发散者，用补中益气汤，加羌活、防风，治之无误。予常用逍遥散以代之，累效。此辅正驱邪之正法，前人言养正邪自除，正指此等证候而言，未可概执此言，以泛治他证也。

再按：以上数方内，皆用芪、术，然宜生用，不必制炒。或问其义何居？曰：观诸家本草，芪、术皆云有汗能止，无汗能发。不知者，以为既能止，又何能发？殊不知生宣熟补，此用药之准则，又何疑焉。经云：辛甘发散为阳。二药味兼辛甘，生用亦能助阳升散，然终是甘胜于辛，其力缓。故前贤立方，于芪、术二味中，必配以升浮辛散风药一二品，由中达外，宣发卫阳，以解肤腠之虚邪。邪随药散，正亦无伤，岂不两得？若专用发表之剂，不顾元气之虚，邪气虽去，真气亦脱，虽竭力图救，亦难为力，可不戒慎！此专为虚人感冒当表者而言。若实证当表，自有三阳表证可察，随经用药解散，不必顾虑其虚，又未可与此例同日而语也。因论前方用药之义，故附见于此，并质宇内高贤。

《素问·刺热篇》曰：肝热病，左颊先赤。肺热病，右颊先赤。心热病者，颜先赤。脾热病者，鼻先赤。肾热病者，两颐先赤。

陈月坡曰：环目鼻而青，而两颊微红者，外畏寒内有热，筋骨酸疼也，肌肉之内，火邪抽掣而疼也。

又曰：炎暑令行，厚被盖卧，而微红汗出，口不渴者，虚寒为本，而热为假象也。

张路玉曰：赤属心，主三焦，深赤色坚，素禀多火也。

赤而䐃坚，营血之充；微赤而鲜，气虚有火；赤而索泽，血虚火旺。赤为火炎之色，只虑津枯血竭，亦无虚寒之患。大抵火形之人，从未有肥盛多湿者，即有痰嗽，亦燥气耳。

又曰：面赤多热，而有表里虚实之殊。午后面赤为阴火，两颧赤色如装"装"疑作"妆"，为阴火亢极，虽愈必死。

《脉鉴》云：两颧时赤，虚火上炎，骨蒸劳瘵，鬼疰传尸，阴火炎颊，赤如桃花，名桃花痊。此条劳瘵证中，方有此候，证在不治。

乔岳云：心经绝者，虚阳上发，面赤如脂，不久居也。

王叔和云：面赤如妆不久居，"脂"与"妆"同一训义，久病虚劳将坏之候，不一治。与上戴阳证不同，戴阳面赤犹可治也。

经云：赤见两颧，大如拇指，病虽小愈，必将卒死。此指暴病者而言。

肺病见赤，心火刑金，证为难治。

准头、印堂有赤气，枯夭者死，明润者生。

赤而黄、赤而青，为相生则吉。

赤而黑，为相克则凶。

## 补　遗见《脉鉴》

颧上赤青唇带白，中风之疾恐难释。

赤虫游于目窠下，妇人产内定遭刑。孕妇目下赤色似虫形，必患产难。

年寿眼堂横绛气，须知疝气与肠疼。

兰台庭畔有红丝，定是遗精白浊人。

孕妇准头若发火，产中之厄必难逃。

妊娠沟洫常青色，双生之喜可预决。

## 青色主病吉凶诀

肝王东方，属木色青。风寒与痛，三者主病。怒亦色青，惊色相同。青而黑者，青色兼红，相生则喜；青而枯白，相克则凶。如脾病见青色，为木来克土，难治。

青为克贼之色，诸病皆忌单见，脾土部分，尤忌单见，其证必凶。

《脉经》曰：病人及健人，面忽如马肝色，望之如青，近之如黑者死。一曰：肝肾绝也。

## 黄色主病吉凶诀

脾王中央，属土而色黄。黄为湿、为热、为虚，而有明暗之分。挟热则色鲜明，挟湿则色昏滞，女劳酒疸则色昏黑。

张路玉曰：黄属脾胃，若黄而肥盛，胃中有痰湿也；黄而枯癯，胃中有火也；黄而色淡，胃本虚也；黄而色暗，津液久耗也。其虚实寒热之机，又当以饮食便溺消息之。

张三锡曰：黄白无泽，脾肺气虚；淡黄，脾胃伤，四肢痿弱，腹胀。

准头、印堂、年寿，有黄气明润者，病退，及目睑黄，皆为欲愈。若黄而白，黄而红，相生则吉；若黄而青，相克则凶。长夏见黄则吉，若黄青则凶也。

《脉经》曰：病人面无精光若土色，不受饮食者，四日死。

陈月坡曰：面色黄者，此久病也。面黄唇白，病必虚泻，面黄唇红，脾之火也；面黄能食，病久内热；黄白而肿，食少虚极；天庭黄赤，上焦之热。

慎庵按：前人云：黄色枯燥而夭，其证必死。此专指杂症久病者而言。若伤寒、温热病愈后，因火热烁阴，燥火发黄，色亦枯涩，治以凉润，因而得愈者多矣，又未可遽断以为死也。

## 白色主病吉凶诀

肺王西方，属金而色白。白为虚为寒，有悲愁不乐，则色白；有脱血、夺气、脱津液，则色白。

张路玉曰：白而淖泽，肺胃之充也；肥白而按之绵软，气虚有痰也；白而消瘦，爪甲鲜赤，气虚有火也；白而夭然不泽，爪甲色淡，肺胃虚寒也；白而微青，或臂多青脉，气不能统血也。若兼爪甲色青，则为阴寒之证矣。白为气虚之象，纵有火色发热，皆为虚火，断无实热之理。

面白少神，手足冷者，虚泻胃弱。面色青白，寒胜兼虚，服药渐红，寒邪渐去，而变热也。面上白点，腹中虫积；如蟹爪路，一黄一白，食积何疑。面无血色，又无寒热，脉见沉弦，将必衄血。至若危候，太阳终者，其色亦白；少阳终者，其色青白。印堂年寿，白而光泽，见则为吉。白而兼黄，相生亦吉；白而兼赤，相克则凶也。

## 黑色主病吉凶诀

肾王北方，属水色黑。经云：肾病面黑如柴。究其主病，为寒、为痛，恐惧与忧，色亦相同。外有水症，其色亦黑。胃病颜黑，肾非专责。瘦人多火，面色苍黑，勿泥寒也。冬月面惨，伤寒已至。紫浊时病，面色黑惨，带紫色者，邪气方甚，寒多热少，夜不寐也。面色黑滞，惊怕不寐，邪气为害，内服药剂，外可镇也。上证如斯，亦有火壅，亦挟虚者，合脉与证，细为详别。面色黑滞，服药渐光，病邪已退，将欲愈也。危恶之候，亦须明白。少阴终者，其面必黑；太阴终者，皮毛及面，亦皆焦黑。黑色出庭，大如拇指，不病卒死。病人黑色，出于天中，下至年上，并及颧上，见则主死。《脉经》有云：病人首部，耳目鼻口，有黑气起，入于口者，为入门户，其病主死。准头、年寿、印堂三处，黑色枯夭，其病主死。心病见黑，亦主死也。大抵黑色见面多凶，凶则主死；黄色见面，多吉不死。

戴同甫曰：按明堂察色，入门户为凶。所谓门户者，阙庭，肺门户；目，肝门户；耳，肾门户；口，心脾门户。若有气色入者，皆死。白色见冲眉上，肺有病，入阙庭，夏死；黄色见鼻上，脾有病，入口者，春夏死；青色见人中，肝有病，入目者，秋死；黑色见颧上者，肾有病，入耳者，六日死；赤色见颐者，心有病，入口者，冬死。盖五脏五色，各入本脏门户，至被克之时，为死期之日也。

《脉经》云：病人卒肿，其面苍黑者死。

张路玉曰：苍黑属肝与肾。苍而理粗，筋骨劳勋也，苍而枯槁，营血之涸也；黑而肥泽，骨髓之充也；黑而瘦削，阴火内烁也。苍黑为下焦气旺，虽犯客寒，亦必蕴为邪热，绝无虚寒之候也。

邹丹源曰：凡人病见青黑诸色者，多凶，惟黄为吉。王注云：黄为胃气，故面黄者不死，然亦必黄而有神，乃可。若久病枯黄，宁有生乎？

## 面目五色杂见生死诀

面黄目青，面黄目赤，面黄目白，面黄目黑，皆不死也。凡此色脉之不死者，皆兼面黄，盖五行于土为本，而胃气之犹在也，故生。

面青目赤，面赤目白，面青目黑，面黑目白，面赤目青，皆死也。此脉色之皆死也，以无黄色。若无黄色，则胃气已竭，故死。

《脉经》云：病人面青目黄，五日死。又云：病人面黄目青者，九日死，是为乱经。饮酒当风，邪入肾经，胆气泄，目则为青，虽有天救，不可复生。

喻嘉言曰：《内经》举面目为望色之要，盖以为中央土色。病人面目显黄色，而不受他色所侵者，则吉；面目无黄色，而惟受他色所侵者，则凶。虽目色之黄，湿深热炽，要未可论于死生之际也。

慎庵按：《脉经》二条，与经文相左，岂经文专指暴病者言，抑《脉经》责在久病，土败木贼之征，故主死耶。

## 妇人女子活法全在望形察色论

张路玉曰：妇女深居闺阁，密护屏帏，不能望见颜色，但须验其手腕之色泽，苍白肥瘠，已见一班。至若肌之滑涩、理之疏密、肉之坚软、筋之粗细、骨之大小、爪之刚柔、指之肥瘦、掌之厚薄、尺之寒热，及乎动静之安危，气息之微盛，更合之以脉，参之以证，则血气之虚实，情性之刚柔，形体之劳逸，服食之精粗，病苦之顺逆，皆了然心目矣。

又曰：肌以征津液之盛衰，理以征营卫之强弱，肉以征胃气之虚实，筋以征肝血之充馁，骨以征肾之勇怯，爪以征胆液之淳清，指以征经气之荣枯，掌以征脏气之丰歉，尺以征表里之阴阳。

《脉鉴》云：色与脉，犹须分别生克。色脉相克者凶，色脉相生者吉。然犹有要焉，色克脉者，其死速；脉克色者，其死迟；色生脉者，其愈速；脉生色者，其愈迟。

## 察目部

《五法》云：目者，至阴也。五脏精华之所系，热则昏暗，水足则明察秋毫。如常而了然者，邪未传里也；若赤若黄，邪已入里矣；若昏暗不明，邪热乃在里烧灼，肾水枯涸，故目无精华，不能朗照，急用大承气汤下之，盖寒则目清，未有寒甚而目不见者也，是以曰"急下"。凡开目欲见人者，阳证也，闭目不欲见人者阴证也，目瞑者，将衄血也。经云：阳气盛则瞋目，阴气盛则瞑目也。白睛黄者，将发黄也；至于目反上视，瞪目直视，及眼胞忽然陷下者，为五脏已绝之证，不治。

慎庵按：《内经》云：目内陷者死。乔岳曰：肺主眼胞，肺绝则眼胞陷。总之，五脏六腑之精气，皆上注于目，而为之精。目陷，为五脏六腑之精气皆脱，又何必专指于肺耶？再按：闭目不欲见人为阴，然阳明热甚，热邪壅闭，及目赤肿痛羞明，皆闭目不欲见人，是又不可以闭目为阴也。经云：阳明是动，病至则恶人与火，欲独闭户牖而处是也。予尝阅历，二者皆应，临诊之际，必审察脉症，详辨虚实，庶无遁情，故不拘伤寒杂症，凡见直视、上视、斜视、眼如盲、眼小、目瞪等候，皆系五脏内败，阴阳绝竭，而征于外者，必死，不可轻许以治也。

凡目赤痛，必多羞明，此亦有二：热壅则恶热，明光能助邪热，故见明则躁也；血虚胆汁少，则不能运精华以敌阳光，故见明则怯也。

目不红不肿，但沙涩昏痛，乃气分隐伏之火，脾肺络有湿热，秋时多有此患，俗谓之"稻芒赤目"，亦曰"赤眼"。通用桑白皮散、玄参丸、泻肺汤、大黄丸。

《灵枢》曰：诊目痛，赤脉从上下者，太阳病；从下上者，阳明病；从外走内者，少阳病。诊，视也。赤脉，赤筋也。

乔岳曰：肝绝，则目涩欲睡。

张子和曰：目不因火则不病。白轮变赤，火乘肺也；肉轮赤肿，火乘脾也；黑水神光被翳，火乘肝与肾也；赤脉贯目，火自甚也。

又曰：圣人虽言目得血而能视，然血亦有太过不及也，太过，则脉壅塞而发痛；不及，则目耗竭而失明。

《脉经》云：病人肝绝，八日死。何以知之？面青但欲伏眠，目视而不见人，泣出如水不止。

王海藏曰：目能远视，责其有火；不能近视，责其无水。法当补肾，地黄、天冬、山萸。能近视，责其有水，不能远视，责其无火。法当补心，人参、茯神、远志。

又能晓视，不能晚视，日出则明，日入则暗，俗名鸡盲，此元阳不足而胃气不升也，宜大补而升举其阳。旧方只用地肤、苍术之属，恐无益也。

凡无故而忽有此三病者，多丧明，不可轻也。

目病有恶毒者，为瘀血贯眼，初起不过赤肿，渐则紫胀，白珠皆变成血，黑珠深陷而隐小，此必于初起时，急针内䀮、迎香、上星、太阳诸穴，以开导之；内服宣明丸、分珠丸、通血丸，迟必失明矣。

又有瞳神内，不见黑莹，但见一点鲜红或紫浊者，此为血贯瞳神，不但目不可治，恐其人亦不久也；又有白轮自平，而青轮忽泛起突出者，此木邪郁滞，随火胀起也，泻火必先伐木。

又有白轮连黑珠一齐突出者，或凝定不动，或渐出脱落，此风毒也，急于迎香、上星等处针之，失治必死。然予亦见有两目俱脱而不死者。

目有无故忽失明，此为气脱，非佳兆也。大剂参、芪主之。然《难经》云：脱阳者见鬼，脱阴者目盲，是又未可专恃参、芪也。然又有不同者，丹溪治一男子，忽目盲，其脉涩，谓有死血在胃，因数饮热酒故也，以苏木煎汤，调人参膏饮之，二日，鼻内、两手掌皆紫黑，此滞血行也。以四物加苏木、桃仁、红花、陈皮煎，调人参末，数服愈。

又一男子，忽目盲不见物，脉缓大，四至之上，重按则散而无力，此为受湿。用白术为君，黄芪、茯苓、陈皮为臣，稍佐以附子，十余剂愈。人能察其脉而辨其因，斯上工矣。

《汇辨》云：目赤色者，其病在心，色淡红者，心经虚热；白，病在肺；青，病在肝；黄，病在脾；黑，病在肾。黄而难名，病在胸中；白睛黄淡，脾伤泄痢；黄而且浊，或如烟熏，湿甚黄疸；黄如橘明，则为热多；黄兼青紫，脉来必芤，血瘀胸中。眼黑颊赤，乃系热痰，眼胞上下，有如烟煤，亦为痰病；眼黑步艰，呻吟不已，痰已入骨，遍体痠疼；眼黑面黄，四肢痿痹，聚沫风痰，随在皆有。目黄大烦，脉大病进；目黄心烦，脉和病愈。目睛晕黄，衄则未止；目睛黄者，酒疸已成。故先哲云：目睛黄，非疸即衄，目黄而头汗，将欲发黄。黄白及面，眼胞上下，皆觉肿者，指为谷疸，心下必胀。明堂眼下，青色多欲，精神劳伤，不尔未睡，目无精光，齿黑者，癀疬。血脉贯瞳者，凶。一脉一岁，死期已终。目间青脉，胆滞掣痛。瞳子高大，太阳不足。病人面目，俱等无疴，眼下青色，伤寒挟阴，目正圆者，太阳经绝，痉病不治。色青为痛，色黑为劳，色赤为风，色黄溺难，鲜明留饮。<sup>鲜明者，俗名水汪汪也，俱指白珠。</sup>目睛皆钝，不能了了，鼻呼不出，吸而不入，气促而冷，则为阴病；目睛了了，呼吸出入，能往能来，息长而热，则为阳病。

《素问·评热论》云：诸有水气者，微肿先见于目下也。

《灵枢·水胀》篇云：水始起也，目窠上微肿，如新卧起之状。

《素问·平人气象论》曰：颈脉动，喘疾咳，曰水；目内微肿，如卧蚕起之状，曰水。<sup>目窠，目之下胞。</sup>

《脉鉴》云：青若针横于目下，<sup>青色如针。</sup>赤连耳目死须知，目下五色筋疾现，魂归冥府不差移。

《玄珠》曰：上下睑肿者，脾气热也。一曰：脾之候在睑，睑动则知脾能消化也。脾病，则睑涩嗜卧矣。又曰：脾虚则睑肿。朱丹溪曰：阳明经有风热，则为烂眼眶。<sup>睑音检，俗呼为眼胞，又名眼眶。霍乱大吐泻后，目陷，上下两睑，青如磕伤，此土败木贼，不治。</sup>

# 察鼻部

《五法》云：若伤寒鼻孔干燥者，乃邪热入于阳明肌肉之中，久之，必将衄血也。鼻孔干燥，黑如烟煤者，阳毒热深也。鼻孔出冷气，滑而黑者，阴毒冷极也。鼻息鼾睡者，风温也。鼻塞浊涕者，风热也。若病中见鼻煽张，为肺绝不治。一云：鼻孔扇张为肺风。

慎庵按：鼻扇有虚实新久之分，不可概为肺绝也。若初病即鼻扇，多有邪热风火。壅塞肺气使然，实热居多；若久病鼻扇喘汗，是为肺绝不治。

《经络全书》云：其在小儿，面部谓之明堂。《灵枢经》曰：脉见于气口，色见于明堂。明堂者，鼻也。明堂广大者寿，小者殆，况加疾哉？

按：此语即相家贵隆准之说，然须视其面部何如耳。尝见明堂虽小，与面部相称者，寿可八十，不可执一论也。

病人鼻头明，山根亮，目眦黄，起色。

鼻头微黑，为有水气。色见黄者，胸上有寒；色白亡血；微赤非时，见之者死。鼻头色黄，小便必难。鼻头黄者，又主胸中有寒，寒则水谷不进，故主小便难也。余处无恙，鼻尖青黄，其人必淋；鼻青腹痛，舌冷者死。鼻孔忽仰，可决短期。鼻色枯槁，死亡将及；鼻冷连颐，十无一生。鼻者属土，而为肺气之所出入，肺胃之神机已绝，故枯槁而冷，安能活乎？

乔岳曰：肺绝则无涕，鼻孔黑燥，肝逆乘之而色青。鼻塞涕流清者，邪未解也。痰清涕清，寒未去也。痰胶鼻塞，火之来也。

喻嘉言曰：仲景出精微一法，其要在中央鼻准，毋亦以鼻准，在天为镇星，在地为中岳，木、金、水、火，四脏病气，必归于中土耶。其谓鼻头色青，腹中痛，苦冷者死。此一语，独刊千古。盖厥阴肝木之青色，挟肾水之寒威，上征于鼻，下征于腹，是为暴病，顷之，亡阳而死矣。谓设微赤非时者死，火之色归于土，何遽主死？然非其时而有其气，则火非生土之火，乃克金之火，又主脏燥而死矣。

## 察唇部

赤肿为热，青黑为阴寒，鲜红为阴虚火旺，淡白为血虚。

《五法》云：唇者，肌肉之本，脾之华也。故视其唇之色泽，可以知病之浅深。干而焦者，为在肌肉；焦而红者吉，焦而黑者凶；唇口俱赤肿者，肌肉热甚也；唇口俱青黑者，冷极也。

《灵枢》曰：脾者，主为卫使之迎粮，视唇舌好恶，以知吉凶。故唇上下好者，脾端正；唇偏举者，脾偏倾；揭唇者，脾高；唇下纵者，脾下；唇坚者，脾坚；唇大而不坚者，脾脆。脾病者，唇黄；脾绝者，唇白而肿。

又曰：唇舌者，肌肉之本。足太阴气绝，则脉不荣；脉不荣，则肌肉软；肌肉软，则舌萎、人中满；人中满，则唇反；唇反者，肉先死。甲笃乙死，木胜土也。

又曰：足阳明所生病者，口㖞唇疹。

又曰：阳明气至，则啮唇。

《中藏经》曰：胃中热，则唇黑。唇色紫者，胃气虚寒也。

《玄珠》曰：上下唇皆赤者，心热也。上唇赤下唇白者，肾虚而心火不降也。

钱仲阳曰：肺主唇白，白而泽者吉，白如枯骨者死。唇白当补脾肺，盖脾者，肺之母也，母子皆虚，不能相荣，是名曰怯，故当补。若深红色，则当散肺虚热。

《脉鉴》云：久病唇红定难疗。

《脉经》曰：病人唇肿齿焦者死。

又曰：病人唇青，人中反，三日死。

《脉鉴》云：唇青体冷及遗尿，背向饮食四日死。

## 察口部

《五法》云：口燥咽干者，肾热也。口噤难言者，风痉也。若病重，见唇口卷，环口黧黑，口张气直，或如鱼口，不能复闭。若头摇不止，气出不返者，皆不治也。

《中藏经》曰：小肠实则热，热则口疮。

《素问》曰：膀胱移热于小肠，膈肠不便，上为口糜。口生疮而糜烂也。凡病唇口疮者，邪之出也；凡疟久，环口生疮者，邪将解而火邪外散也。

《脉鉴》云：五色口边绕巡死，恶候相侵命必亡，产母口边有白色，近期七五日中间。又云：口角白干病将至。

## 察耳部

经云：耳间青脉起者，掣痛。

《五法》云：耳者，肾之窍也。察耳之好恶，知肾之强弱。肾为人之根本，肾绝者，未有不死者也。故耳轮红润者生；或黄，或白，或黑，或青，而枯者死；薄而白，薄而黑，或焦如炭色者，皆为肾败，肾败者，必死也。若耳聋，若耳中痛，皆属少阳，此邪正在半表半里，当和解之。若耳聋舌卷唇青，此属足厥阴，为难治也。

《脉鉴》云：命门<sup>耳之下垂</sup>。枯黑骨中热，白肺黄脾紫肾殃。

# 卷之二　望诊

### 乌程林之翰宪百父（别字慎庵）　纂述

眉批：邹氏曰：凡伤寒五六日已外，舌上无苔，即宜于杂症求之，不可竣攻而大下。慎庵按：伤寒五六日已外，正邪热传里，阳明热甚之时，而舌上津润无苔，则里热邪热可知。在外之热恐是戴阳浮露，格阳于外之假热，故当求责。若不审察其虚实而浪施药剂，岂不速毙其人，学人深识毋忽。

## 察舌部

《五法》云：舌者，心之窍也。脏腑有病，必见之于舌。若津液如常，此邪在表，而未传里也。见白苔而滑者，邪在半表半里之间，未深入乎腑也。见黄苔而干燥者，胃腑热甚而熏灼也，当下之。见舌上黑刺裂破及津液枯涸而干燥者，邪热已极，病势危甚，乃肾水克心也，急大下之，十可一生。至于舌上青黑，以手摸之，无芒刺而津润者，此直中寒证也，急投干姜、附子。误以为热，必危殆矣。是舌黑者，又不可概以热论也。

# 白苔舌

《舌鉴》云：伤寒，邪在皮毛。初则舌有白沫，次则白涎、白滑，再次白屑、白疱，有舌中、舌尖、舌根之不同，是寒邪入经之微甚也。舌乃心之苗，心属南方火，当赤色，今反见白色者，是火不制金也。初则寒郁皮肤，毛窍不得疏通，热气不得外泄，故恶寒发热。在太阳经，则头痛身热，项背强，腰脊疼等证。传至阳明经，则有白屑满舌，虽证有烦躁，如脉浮紧者，犹当汗之。在少阳经者，则白苔白滑，以小柴胡汤和之；胃虚者，理中汤温之；如白色少变黄者，大柴胡，大、小承气，分轻重下之。白舌亦有死证，不可忽视也。

《正义》云：舌见白苔而滑者，此太阳少阳并病，如太阳未罢，可冲和汤，或香苏散、或桂枝汤；有懊憹者，栀子豉汤。舌见白苔而干厚者，此太阳热病，过服寒药或误饮冷水，抑遏其热而致也，先以姜、桂彻其寒，而后以香苏散汗之。

舌见白苔而中微黄者，此太阳阳明合病也，如太阳未罢，双解散；如太阳已罢，选承气下之。

舌见白苔而外微黄者，必作泻，宜解毒汤；恶寒者,五苓散。

舌见白苔而尖微有刺者,此少阳阳明也,表未罢者,柴葛汤;表已罢者,选承气下之。津润者生,干枯者死。

舌见白苔而满黑刺者,此三阳合病也,里未实,柴葛汤加黄连;里已具,承气汤。津润者生,干枯者死。

舌见白苔而中有黑点者,此少阳阳明也。有表者,凉膈散合小柴胡汤;里已具,调胃承气汤;身有斑者,从斑治,化斑汤。

舌见白苔俱成细圈子者,曾见冬月伤寒呕恶,误服白虎汤,脉伏。舌苔成圈如白豹纹,用正气散加肉桂、丁香、炮姜,数服愈。

舌无白苔而冷滑,外证厥冷者,少阴也,四逆汤或理中汤。

舌见白苔而腻滑者,痰也,二陈汤主之。

舌上白苔在左者,阳明也,人参白虎汤主之。

舌上白苔在右者,少阳也,小柴胡汤主之。

《舌鉴》云:白苔见于一边,无论左右,皆属半表半里,并宜小柴胡汤,左加葛根,右加茯苓。有咳嗽引胁下痛，而见此舌，小青龙汤；夏月多汗，自利，人参白虎。

《正义》云：舌上白苔，或左或右，而余见黄黑，外证下利，痛引小腹者，脏结也。热盛者，桂枝大黄汤下之；无热，真武汤，十救二三。

舌上白苔在尖者，少阳也，小柴胡汤主之。

舌苔根白而尖红者太阳少阳并病也，小柴胡加升麻。

舌白无苔而明淡，外证热者，胃虚也，补中益气汤主之。凡言苔者，有垢上浮是也，若无苔垢而色变，则为虚也。

慎庵按：《舌鉴》云：年高胃弱，虽有风寒，不能变热，或多服汤药，伤其胃气，所以淡白通明，似苔非苔也，宜补中益气汤加减治之。然于予观之，不止是也。此等舌，俗名"镜面舌"，多见于老弱久病之人，是津液枯竭之候，五液皆主于肾，尝用大剂生脉合六味治之，因而得生者多矣。

舌见白苔如煮熟之色，厚厚裹舌者，则饮冷之过也。脉不出者死，四逆汤救之。

《舌鉴》云：此心气绝而肺色乘于上也，始因食瓜果冰水等物，阳气不得发越所致，为必死候，用枳实理中，间有生者。

《舌鉴》云：白苔如积粉，此舌乃瘟疫初犯膜原也，达原饮。见三阳表证，随经加柴胡、葛根、羌活；见里证，加大黄。

白苔尖根俱黑，乃金水太过，火土气绝于内，虽无凶证，亦必死也。

白苔中见黑色两条，乃太阳、少阳之邪入于胃，因上气衰绝，故手足厥冷，胸中结痛也，理中汤、泻心汤选用。如邪结在舌根，咽嗌不能言者，死证也。

白苔中见灰色两条，乃夹冷食舌也，七八日后，见此舌而有津者，可治，理中、四逆选用；无津者，不治。如干厚见里证者，下之，得泻后，次日灰色去者安。

## 黄苔舌

《舌鉴》云：黄苔者，里证也。伤寒初病无此舌，传至少阳经，亦无此舌，直至阳明腑实，胃中火盛，火乘土位，故有此苔，当分轻重泻之。初则微黄，次则深黄，有火，甚则干黄、焦黄也。其证有大热、大渴、便闭、谵语、痞结、自利，或因失汗发黄，或蓄血如狂，皆湿热太甚，小便不利所致。若目白如金，身黄如橘，宜茵陈蒿汤、五苓散、栀子柏皮汤等。如蓄血在上焦，犀角地黄汤；中焦，桃仁承气汤；下焦，代抵当汤；凡血证见血则愈，切不可与冷水，饮之必死。大抵舌黄，证虽重，若脉长者，中土有气也，下之则安；如脉弦下利，舌苔黄中有黑色者，皆危证也。

《正义》云：舌苔淡黄者，此表邪将罢而入里也，双解散主之；表未罢者，小柴胡汤合天水散；表已罢，大柴胡汤下之。

舌中心见黄苔者，此太阳阳明也，必作烦渴、呕吐之证。兼有表者，五苓合益元；表证已罢，调胃承气汤下之。

舌见黄苔而滑者，此身已发黄，茵陈栀子汤、茵陈五苓散。

舌见黄苔而涩者，此必初白苔而变黄，正阳阳明也，大承气汤下之。下后黄不退者死；身有黄者，茵陈大黄汤。

## 四诊抉微

舌上黄苔在尖者，此太阳阳明也。表未罢者，双解散；表已罢者，调胃承气汤。其根红者为太阳，其根白者为少阳，其根黑者死候也。

舌上黄苔在根者，此邪传太阳也。身有黄者，茵陈大黄汤；身无黄者，凉膈散加硝黄；其尖白者，桂枝大黄汤；小便涩者，五苓加六一及木通，姜汁服。又曰：根黄尖白，表少里多，宜天水一凉膈二合服之；脉弦者，防风通圣散。

舌黄而上有膈瓣，邪毒深矣，急下之。或发黄，或结胸，或痞气，或蓄血，俱有之，各随证下之。

舌上黄苔，双垂夹见者，正阳阳明也，大承气汤。

舌见黄苔而中有斑者，此身有斑也，化斑汤合解毒汤；无斑者，大承气汤主之；若见小黑点，是邪将入脏也，调胃承气汤下之，次进和解散，十救四五也。

舌见黄苔而中有刺者，此死候也。止宜调胃承气汤，二三下之。

慎庵曰：予阅历尝见有姜黄色舌苔，及淡松花色苔，皆津润而冷，是皆阳衰土败之征，必不可治。是又古人所未及言者，故补而录之。

# 黑苔舌

《舌鉴》云：舌见黑苔，最为危候。表证皆无此舌，如两感一二日间见之，必死。若白苔上中心渐渐黑者，是伤寒邪热传里之候；红舌上渐渐黑者，乃瘟疫传变，坏证将至也。盖舌色本赤，今见黑者，乃水来克火，水极似火，火过炭黑之理。然有纯黑，有黑晕，有刺，有膈瓣，有瓣底红，瓣底黑者，大抵尖黑犹轻，根黑最重，如全黑者，总神丹亦难疗也。

《准绳》云：纯黑之舌，有火极似水者，凉膈散；有水来克火者，附子理中汤。此虽死候，然有附子理中而愈者二人，不可便谓百无一生而弃之也。余谓黑而涩，凉膈；黑而滑，附子理中，亦死中求活之法。或问，火极而黑，何不用大承气汤？曰：病势已极，急攻必死，故反用凉膈，待阴稍生，阳稍缓，乃可攻也。

舌黑而满刺者，死候也，不治。

舌黑而中烂者，死候也，不治。（《正义》）

舌根起黑苔者，此死候也，咽不结，可治，宜大承气汤。

《舌鉴》云：凡瓣底黑者，不可用药，虽无恶候，脉亦暴绝，必死不治。

刺底黑者，言刮去芒刺，底下肉色俱黑也。凡见此舌，不必辨其何经何脉，虽无恶候，必死勿治。

舌黑烂而频欲啮，必烂至根而死，虽无恶候怪脉，切勿用药。

满舌黑苔，干燥而生大刺，揉之触手而响，掘开刺底，红色者，心神尚在，虽火过极，下之可生，有肥盛多湿热人。感冒发热，痞胀闷乱，一见此舌，急用大陷胸丸，攻下后，以小陷胸汤调理。

舌见中黑，边白而滑，表里俱虚寒也。脉必微弱，证必畏寒，附子理中汤温之。夏月过食生冷，而见此舌，则大顺、冷香二汤选用。

两感一二日间，便见中黑边白厚苔者，虽用大羌活汤，恐无济矣。《正义》云：五六日见之，大柴胡缓下之。

黄苔久而变黑，实热亢极之候，又未经服药，肆意饮食，而见脉伏，目闭口开，独语谵妄，医遇此证，必掘开舌苔视瓣底，红者，可用大承气汤下之。

舌边围黑，中有红晕者，乃邪热入于心胞之候，故有此色，宜凉膈合大承气汤下之。

舌苔中心黑厚而干，为热盛津枯之候，急用生脉散合黄连解毒汤以解之，此名"中焙舌"。

慎庵按：此舌宜用甘露饮加人参、黄连为妥，或生料人参固本丸，加牛膝、元参、知母、地骨皮。

舌中黑，无苔而燥，津液受伤，而虚火用事也，急宜生脉散合附子理中主之。

伤寒八九日，过汗，津枯血燥，舌无苔而黑瘦，大便五六日不行，腹不硬满，神昏不得卧，或时呢喃叹息者，炙甘草汤。

舌至干黑而短，厥阴而热极已深，或食填中脘，膜胀所致，用大剂大承气汤下之，可救十中一二。服后粪黄热退则生，粪黑热不止者死。

舌黑有津，边红，证见谵语者，必表证时不曾服药，不戒饮食，冷物结滞于胃也。虚人黄龙汤，或枳实理中加大黄，壮实者用备急丸，热下之。夏月中暍，多有此舌，以人参白虎汤主之。

慎庵按：此等舌，有大虚之候，宜合脉症，审慎而施也。

《正义》云：舌中心起黑苔者，此阳明瘟也，以大承气急下之。津滑者生，干涩者死。未伤饮食，可治；脉沉微者，难治；若黑色浅淡，尚有表证，双解散加解毒汤。

舌尖起黑苔者，此少阴瘟也，凉膈散、大柴胡选用；无下证者，竹叶石膏汤。

舌尖白二分，根黑一分，身痛恶寒，曾饮水者，五苓散；自汗渴者，白虎汤；下利者，解毒汤。

舌苔黑晕二重，而中心红者，阳明传厥阴，热入心胞也，大承气下之。

舌黑晕二条，而中灰色，乃热传少阴，解毒汤加大黄。

舌无苔而中心淡黑，冷而滑者，少阴寒证也，四逆汤。

凡见黑舌，须问曾食酸物及甜咸物否。能染成黑色，非因病而生也，然润而不燥，刮之即退为异耳。此等舌，惟虚证津润能染，若内有实热，舌即生苔而燥，又何能染及耶。若欲验视舌苔燥润，临诊必先禁饮汤水，饮后恐难辨耳。

产后辨舌者，以心主血也。经云：少阴气绝，则血不行。故紫黑者，为血先死也。

凡舌起苔，须刮去，用薄荷汁或薤汁拭之，再用生姜切平擦之，拭之即净而不复生吉；拭之不去，即去而复生者，必凶也。慎庵按：黑舌苔，须分燥润，及刮之坚松，以定虚实为要法。

《正义》云：凡伤寒五六日以外，舌上无苔，即宜于杂病求之。不可峻攻而大下之。

视舌色虽有成见，亦必细察兼证及脉之虚实，不尔，恐有毫厘千里之谬。

慎庵按：黑苔舌有水竭津枯一候，不宜凉药，宜重用壮水之剂。世人多习而不察，率投苦寒，遗人大殃。殊不知脉虚数或微细，胸腹无胀满，口多错语，舌虽焦黑干枯，肿而生刺，乃真水衰竭，水不制火使然，大禁凉剂，惟以大剂生料六味地黄汤饮之。虚寒者，苔黑而松，加桂、附、五味子，则焦黑刺肿，涣若冰释，此皆予所屡见，用前法屡效，亲信无疑，故敢附笔于此。后之学者，慎之毋忽。

## 灰色舌

《正义》云：灰色即黑苔之轻者也，与黑同治，兼有表者，双解散；下利者，解毒汤；内实者，承气汤。但少阴寒证，亦见灰色，见在一二日者，无苔而冷滑是也，四逆汤主之；下利者，理中汤。

《舌鉴》云：灰色舌，有阴阳之异。若直中阴经者，则即时舌便灰黑而无积苔。若热传三阴，必四五日表证罢而苔变灰黑也。有在根、在尖、在中者，有浑舌俱灰黑者，大抵传经热证，则有灰黑干苔，皆当攻下泄热。若直中三阴之灰黑无苔者，即当温经散寒。又有蓄血证，其人如狂，或瞑目谵语，亦有不狂不语，不知人事，面黑舌灰者，当分轻重以攻其血，切勿误与冷水，引领败血入心，而致不救也。

舌纯灰色无苔者，直中三阴而夹冷食也。脉必沉细而迟，不渴不烦者，附子理中、四逆汤救之，次日舌变灰，中有微黄色者生，如渐渐灰缩干黑者死。

灰色见于中央，而消渴，气上冲心，饥不欲食，食即吐蛔者，此热传厥阴之候，乌梅丸主之。

土邪胜水，而舌见灰黑纹裂，凉膈调胃，皆可下之，十中可救二三。下后渴不止，热不退者，不治。

舌根灰色而中红尖黄，乃肠胃燥热之证。若大渴，谵语，五六日不大便，转矢气者，下之；如温病，热病、恶寒，脉浮者，凉膈、双解选用。

舌见灰黑色重晕，此瘟病热毒传三阴也。毒传内一次，舌即灰晕一层，毒盛故有重晕。最危之候。急宜凉膈、双解、解毒、承气下之。一晕尚轻，二晕为重，三晕必死，亦有横纹二三层者，与此重晕不殊。灰黑舌中，又有干刺，而见咽干口燥喘满，乃邪热结于少阴，当下之，然必待其转矢气者，方可下。若下之早，令人小便难。

已经汗解，而见舌尖灰黑，有宿食未消，或又伤饮食，邪热复之故，调胃承气汤下之。

舌尖灰黑，有刺而干，是得病后，犹加饮食之故，虽证见耳聋，胁痛，发热，口苦，不得用小柴胡，必大柴胡，或调胃承气加消导药，方可取效。

淡淡灰色，中间有滑苔四五点，如墨汁，此热邪传里，而有宿食未化也，大柴胡汤。

舌灰色而根黄，乃热传厥阴，而胃中复有停滞也。伤寒六七日，不利便，发热而利，汗出不止者死，正气脱也。

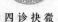

舌边灰黑而中淡紫，时时自啮舌尖为爽，乃少阴气逆上，非药可活。

# 红色舌

《正义》云：凡黄黑白者俱有苔，红紫但有色而无苔也。舌见纯红者，此瘟疫将深之象也，谓之"将瘟舌"。用透顶清神散，吹鼻中取嚏，嚏即散义也。

舌中心见红者，此太阳证也，羌活汤汗之；有汗者，小柴胡加减。

舌尖倍红者，此太阳证也，羌活汤汗之；无表证者，五苓散。

舌红而中见紫斑者，将发斑也，玄参升麻汤；斑已见，化斑汤。舌淡红而中见红赤点者，将发黄也，茵陈五苓散。

舌红而尖起紫泡者，此心经热毒也，黄连泻心汤或解毒汤，加玄参、薄荷，兼服天水散。无尺脉者，不治；战栗者，亦不治。

舌红而碎裂如人字纹者，此阳明传热于少阴心也，凉膈散主之；内实者，承气汤。

舌淡红而碎裂如川字纹者，外症神昏，自利，用导赤散加黄连，再用生脉散，加黄连、枣仁。

舌红而有刺者，此内有停积饮食也，承气汤下之。刮其刺，得净者生，不净者死。

舌红而内有黑纹数条者，乃阴毒结于肝经。肝主筋，故舌见如筋丝也。用理中合四逆汤温之，再参外证与脉施治。

舌红者，而有重舌，或左或右者，此毒入心包也，须刺之，出其恶血，服黄连泻心汤，表未解者，防风通圣散，更以冰片点之。

舌红而胀大满口者，此少阴阳明俱有热毒也，急刺之，去其恶血，以绿袍散吹之，须加冰片，服泻心汤。

舌红而出血如衄，此热伤心胞也，犀角地黄汤或四生丸。慎庵按：此证，犀角地黄合四生，再加川黄连、生蒲黄，更效捷。

舌红而硬强失音者，死候也。有痰者，胆星、橘、半等主之；内实者，可下之。尝论伤寒不语，属下证多；杂证不语，同中风治，用黄芪防风汤或人参汤加竹沥，大抵多从痰治也。

舌红而碎烂如虫蚀者，少阴瘟毒也，小承气汤二三下可愈。

舌红而吐弄者，此热在心脾也，安神汤主之。

舌红而痿软不能言者，此心脾虚极，或有痰也，死不治。多加人参，可治。

舌红而战动难言者，此心脾虚也，汗多亡阳者有之，多加人参，可救。

舌红而干痿者，虽能言，无恶候，亦必死，生脉散加减救之。

## 紫色舌

《正义》云：舌见纯紫色者，此酒毒也，有表者，升麻葛根汤。

舌见紫斑者，此酒毒也，身有斑者，黄连化斑汤，加葛根、青黛。

舌紫且肿厚者，此酒毒，而又饮冷，壅遏其热也。外证烦躁，四逆，先进以理中丸，彻其在上之寒，次以承气汤下之，微有脉者，可治。

舌紫而中心带白者，酒毒在太阳也，有表者，葛根升麻汤。

舌紫而中心带黄者，酒毒在少阳也，柴葛汤主之。黄苔厚者，已入阳明也，加大黄下之。

舌紫而中心带赤者，酒毒在阳明也，柴葛加大黄、芒硝。

舌淡红而中见紫黑筋数道者，此厥阴真寒证也，外见四逆者，四逆汤救之。脉沉面黑者，不治。

## 蓝色舌

舌见蓝色者，肺气已绝，肝木独盛，来侵土位也。微蓝者，肺气犹在，可生；深蓝者，必死。宜大补肺脾，而制肝木也。

《舌鉴》云：若稍见蓝纹，犹可用温胃健脾、调肝益肺之药治之。如纯蓝色者，虽无他证，必死。

## 霉酱色舌

《舌鉴》云：霉酱色苔者，乃黄兼黑色，为土邪传水证，必唇口干燥，大渴，虽用下夺，鲜有得愈者。

《正义》云：舌生厚苔者，而如霉色者，此夹食伤

寒也。色淡者生；色浓者死。下之得通者生；不得通
者死。

## 妊娠伤寒观面色舌色法

《正义》云：凡妊娠伤寒，必先固其胎，胎安病乃
安。既察其脉，还审其色。面以候母，舌以候子，色泽
则安，色败则死。《脉诀》云：面赤舌青细寻看，母活
子死定应难。唇舌俱青沫又出，母子俱死总教抍。面青
舌赤沫出频，母死子活定知真。申氏曰：亦有面舌俱白
而死者，其色不泽，其证多恶也。

妊娠伤寒，舌色太赤，胎虽不死，须防其堕，急宜
清热安胎，外用井底泥敷脐下。勿以舌赤胎伤而忽
之也。

如舌苔太重而黄焦，里证全具而宜下，以四物汤合
大柴胡汤下之，或以小承气汤合四物，加木香、砂仁可
也。芒硝在所必忌。

如真寒证，面白舌白而宜温，则四物合炮姜、桂
枝、木香、砂仁、人参、白术自可，取姜汁入酒饮之亦
可，但附子在所必忌。

慎庵按：观舌为外诊要务，以其能辨虚实，别死生也。今见集四诊者，皆略而不载，亦系恨事。惟《脉理正义》载之，简要而详，予喜其先得，我心之同然，故合《舌鉴》而删润之。

## 妊娠辨分男女外验有四

《原始》云：一，受孕后，身更轻快，更健壮，其性常喜，面色加红，是男胎也。因男性热倍于女，故胎能加母之热性，面发红色，更喜美好之饮食，若女胎则反是，因女之性冷故也。二，若胎是男，必四十日后，即兆运动，女则运动迟，必在三月后矣。三，胎是男，则左肢之行工，愈觉轻便，左之乳体，必先高硬。四，胎是男，用行亦便于左，若女则必便于右也。

## 女人受孕内外皆有征验者七

《原始》云：眼懒看，俗谓"慈眼"也，眼变为微黄，一也；月经既止，厚气上升，头有昏眩，二也；心常闷躁，三也；易生厌烦，因内厚之气昏，故不喜事物，四也；体重懒行，五也；齿膝交疼，因胎火厚所致，六也；懒厌美好之物，反喜粗粝之品，及咸酸辛辣之味，七也；此因子宫凝闭，月信不行，故发不和之性，变平昔之嗜好，思不伦之食，或一月，或二三月即止者，因胎具百肢，头发已生，故至四月，则一切不和之性，悉反正矣，因胎渐大，能吸母液以资养，则子宫既无余液之厚气，故不和嗜好之性自无矣。

## 验胎贵贱寿夭法

妇人怀胎，凡男抱母，女背母，或上或下，为夭胎，或左或右，为寿胎。贵者，胎动必匀，自无毒病；贱者，胎乱动，母常有病。寿者，母必泰安；夭者，母多疾苦。男胎，母气足，神常清；女胎，母气不足，神多乱。母声清，生福寿之男；母声浊，生孤苦之子。

## 虚里跳动

《素问》曰：乳之下，其动应衣，宗气泄也。

《灵枢》云：五谷入于胃也，其糟粕、津液、宗气，分为三遂，故宗气积于胸中，出于喉咙，以贯心肺而行呼吸焉。

《甲乙经》曰：胃之大络，名曰虚里。贯膈络肺，出于左乳下，其动应手，脉之宗气也。盛喘数绝者，则病在中结而横有积矣，绝，不至，曰死。

顾英白曰：乳根二穴，左右皆有动气，《经》何独言左乳下，盖指其动之甚者耳，非左动而右不动也，其动应手，脉宗气也。《素问》本无二义，马玄台因坊刻之误，而为应衣，应衣者，言病人肌肉瘦弱，其脉动甚，而应衣也，亦通。始读《素问》，则心窃疑之，至读《甲乙经》，而遂释然。

张介宾曰：虚里跳动，最为虚损病本，故凡患阴虚劳怯，则心下多有跳动及惊悸者，人但知其心跳，而不知为虚里之动也。其动微者，病尚浅；动甚者，病则甚。凡患此者，常以纯甘壮水之剂，填补真阴，活者多矣。

## 诊血脉

诊血脉者，多赤多热，多青多痛，多黑久痹，赤黑青色，多见寒热。血脉，即络脉，肌皮嫩薄者，视之可见。经又曰：寒多则凝泣，凝泣则青黑；热多则淖泽，淖泽则黄赤，此皆常色，谓之无病。五色具见（杂见也）者，谓之寒热，臂多青脉，则曰脱血。络中血脱，故不红而多青。

## 诊毛发

发枯生穗，血少火盛。毛发堕落，卫疏有风；若还眉堕，风证难愈。头毛上逆，久病必凶。经云：婴儿病，其头毛皆逆上者，必死。血枯不荣，如枯草，不柔顺、劲直，小儿疳病多此，亦主有虫。然此以既病为言，若无病而见此候，亦非吉兆。

## 诊　额

凡诊时，切左，则以右手抵其额；切右，则以左手抵其额，此眩晕也。

《脉经》曰：黑色出于额上发际下，直鼻脊两颧上者，主死在五日中。

## 诊日月角

《脉鉴》云：日角（在左眉上）主肝翠羽色，黑青伤冷及风寒，黄色肝虚须要补，白如秋季少平安。

月角右眉上也。主胃四季看，胃气不和黄色见，黄兼赤色胃家热，紫色毒气积病缠。

胆胃左右眉上。黑色春目疾，四季发青木旺刑。

## 诊 眉

眉中色见青赤黑，远候还须半年期，近看三五七日内，忽然暴死更无疑，若然白色连眉目，知是皮肤肺疾微，黄色入目一年期，黑色从眉绕目悲。

## 诊 项

项中，属膀胱经督脉之会。《灵枢》曰：邪气中于项，则下太阳。《素问》曰：邪客于足太阳之络，令人头项背痛。又曰：太阳所谓强上引背者，阳气太上而争也。强上，谓颈项禁强也。又曰：诸痉项强，皆属于湿。痉，强急也，太阳伤湿。李东垣曰：脊背项强，颈似折，项似拔者，此足太阳经不通行，以羌活汤主之。《素问》曰：厥头痛，项先痛，不可俯仰，腰脊为应，先取天柱，后取足太阳。又属厥阴肝经。张鸡峰：肝主项背与臂膊。又属足少阴肾经。《五脏绝歌》注曰：肾绝则天柱骨倒。

# 诊爪甲

《脉经》曰：病人爪甲青者，死。又曰：爪甲白者，不治。又曰：手足爪甲下肉黑者，八日死。《医灯续焰》云：爪甲下肉黑有瘀血，亦有下出能生者。又曰：手足爪甲青，或脱落，呼骂不休，筋绝八日死。

# 诊　齿

《脉经》曰：阴阳俱竭，其齿如熟小豆，其脉躁者，死。又曰：齿忽变黑，十三日死。《续焰》云：齿黄枯落，骨绝。

# 诊诈病

向壁而卧，闻医惊起而盼视，二言三止，脉之咽唾，此为诈病。若脉和平，当言此宜针灸数次，服吐下药可愈，欲以吓其诈，使彼畏惧，不敢言病耳。

# 诊五脏绝证

## 肝　脏

尸臭。病人臭气触人也。《脉经》曰：尸臭者，不可治。《续焰》云：尸臭者，肝绝也。

《续焰》云：唇吻反青，四肢漐漐汗出者，肝绝。
唇吻属脾，而青色属肝，木乘土，故曰"反"。

《续焰》云：《难经》曰，足厥阴气绝，则筋缩引
卵与舌。厥阴者，肝也。肝者，筋之合也。筋者，聚于
阴器，而络于舌本，故脉不荣，则筋缩急。筋缩急，则
引卵与舌，故舌卷囊缩，此筋先死，庚日笃，辛日死。
前目部爪甲二条，宜合看。

### 心脏

《续焰》云：肩息，直视，心绝，立死。《脉经》
云：汗出不流，舌卷黑者，死。按：汗乃心之液，舌乃心之苗，
此心绝也。阳反独留，形体如烟熏，直视，摇头，心
绝。心脉挟咽系目，故直视者，为心绝之候。

手少阴气绝，则脉不通。脉不通则血不流。血不流
则色泽去，故面色黑如黧，此血先死，壬日笃，癸
日死。

《脉经》云：病人手掌肿，无纹者，死。《脉诀》云：
心胞绝也。

乔岳曰：心绝则舌不能收，及不能语。

## 脾 脏

环口黧黑，柔汗发黄，脾绝。水色凌土，冷汗身黄，脾真散越，足太阴气绝云云，见前唇部。病后喘泻，脾脉将绝。

《脉经》云：病人脾绝，十二日死，何以知之。口冷、足肿、腹热、肤肤胀，泄利不觉、出无时度、耳干、舌背肿、溺血，大便赤泄、肉绝，九日死。《续焰》云：口不合，脾绝。

## 肺 脏

脉浮而洪，身汗如油，喘而不休，肺绝。

手太阴气绝，则皮毛焦。太阴者肺也，行气温于皮毛者也。故气不荣，则皮毛焦，而津液去；津液去，则皮节伤（皮上之纹）；皮节伤，则皮枯毛折。津液去而皮节平，毛无润养而折；毛折者，则毛先死，丙日笃，丁日死。声如鼾睡，肺绝。

## 肾 脏

发直遗尿，齿枯目黄，面黑，腰欲折，自汗，肾绝，四日死，溲便遗失，狂言目反，直视，肾绝。

《脉鉴》云：脊痛腰重反覆难，此是骨绝五日看。

《脉经》曰：病人胃绝五日死，何以知之，脊痛、腰中重，不可反覆。《刊误》曰：骨绝。《脉经》曰：胃绝。但脊与腰皆属肾病，故从《刊误》。足少阴气绝，则骨枯。少阴者，冬脉也，伏行而温于骨髓，故骨髓不温，则肉不着骨，骨肉不相亲，则肉濡而却，肉濡而却，故齿长而垢，齿龈肉退却，而齿则长垢也。发无润泽，无润泽者，则骨先死，戊日笃，己日死。

《脉鉴》云：耳目口鼻有血出，病为下厥上竭亡。少阴经病，误发汗，动其阴血，则血妄行，死。牙疳齿落并穿腮，肾水衰竭火焚死。

《中藏经》曰：肾绝，大便赤涩，下血不止，耳干，脚浮，舌肿，六日死。足肿，九日死。

# 六腑绝证

《脉鉴》云：眉倾胆绝七日丧，眉发冲起亦伤残。《脉经》曰：病眉系倾者，七日死。又曰：病人眉与发冲起者，死。

《脉经》曰：病人小肠绝，六日死，何以知之。发直如干麻，不得屈伸，自汗不止也。

慎庵按：《脉经》又曰：发如干麻，善怒者，死。又曰：发直者，十五日死。又按：《中藏经》曰：筋绝，汗不止，不得屈伸者，六日死。发眉俱冲起者，死。发如麻，善怒不调者，死。发直者，十五日死。观两经相左，何所适从。但肝在志为怒，肝主筋而藏血，发乃血之余，今发干如麻，不能屈伸，是血枯燥失润而使然，肝血亏，则火炎上而善怒，上皆肝症也，似与小肠无涉，以证而论，当从《中藏经》为是，然愚之庸见，亦未敢遽以为是也，再俟博雅者正之。

《脉经》曰：大肠绝，死不治。何以知之？泄利无度，利绝则死。

肌肉不滑，唇反。

《脉鉴》云：脉浮而洪汗如油，水浆不入喘不休，形体不仁乍静乱，命绝医生无好手。

《内经》云：大则病进。脉浮而洪，邪气胜也。身汗如油，喘而不休，肺气绝也。水浆不入，胃气尽也。形体不仁，谓痛痒不知，荣卫绝也。

《针经》曰：荣卫不和，故为不仁。争则乱，安则静，正与邪争，正负邪胜也。肺气脱，胃气尽，荣卫绝，邪独胜，故曰命绝也。

《脉经》云：卧遗尿不觉者，死。一曰：膀胱绝也。

## 诊阴阳绝证

阳气先绝阴后竭，其人身死必青色。阴气先绝阳后竭，身赤腋温心下热。阳主热而色赤,阴主寒而色青,其人死而身色见青,是阴未离乎体,故曰:阴气后竭也。若身赤,腋下温,心下热,则阳未离体也,故曰:阳后竭也。

三阴气俱绝，则目眩转目瞑。目瞑者，为失志；失志，则志先死，死即目瞑也。目不见也,脱阴者目瞑。

六阳气俱绝，则阴阳相离。阴阳相离，则腠理泄，绝汗乃出，大如贯珠，转出不流，旦占夕死，夕占旦死。

六腑气绝，足冷脚缩，五脏气绝，便利不禁，手足不仁。

《脉经》曰：病人五脏已夺，神明不守，声嘶者死。毛焦，面黑，直视目瞑不见，阴气绝。阴阳俱绝,掣衣撮空,妄言者死。

目眶陷，目系倾，汗出如珠，阳绝。

## 《内经》死证

经云：大骨枯槁，大肉陷下，胸中气满，喘息不

便，其气动形，期六月死。真脏脉见，乃予之日期。大
骨大肉，皆以通身而言。如肩脊腰膝，皆大骨也；尺肤臀肉，皆大肉也。肩垂、
项倾、腰重、败者，大骨之枯槁也。尺肤既削，臀肉必枯，大肉之陷下也，陷下，
皮肤干着肉间也。肾主骨，骨枯，则肾败矣；脾主肉，肉陷，则脾败矣；肺主气，
气满喘息，则肺败矣。气不归原，形体振动，孤阳外浮，而真阴亏矣，三阴亏
损，死期不出六月。六月者，一岁阴阳之更变也，若其真脏脉已见，则不在六
月之例，可因克贼之日，而定其期矣。

　　大骨枯槁，大肉陷下，胸中气满，喘息不便，内痛
引肩项，期一月死，真脏见，乃予之期日。内痛引肩项，病
及心经矣，较前已甚，期一月死。一月者，斗建移而气易也。

　　大骨枯槁，大肉陷下，胸中气满，喘息不便，内痛
引肩项，身热，脱肉破䐃，真脏见，十月之内死。破䐃者，
卧久骨露，而筋肉败也。䐃，劬允切，筋肉结聚之处也。启玄子曰：肘膝
后肉，如结块者。

　　大骨枯槁，大肉陷下，肩髓内消，动作益衰，真脏
来见，期一岁死，见其真脏，乃予之期日。骨枯肉陷，脾肾
已亏，兼之肩髓内消，必死。

　　大骨枯槁，大肉陷下，胸中气满，腹内痛，心中不
便，肩项身热，破䐃脱肉，目眶陷，真脏见，目不见
人，立死；其见人者，至其所不胜之时则死。

急虚，身中卒至，五脏绝闭，脉道不通，气不往来，譬于堕溺，不可为期，其脉绝不来。若人一息五六至，其形肉不脱，真脏虽不见，犹死也。

# 六经死证

瞳子高者，太阳不足；戴眼者，太阳已绝。此决生死之要。

太阳终者，戴眼，反折，瘈疭，其色白，绝汗乃出，出则死矣。绝汗，谓出汗如珠，不流，复旋干也。

目正圆，手撒，戴眼，太阳绝。

阳明终者，口目作动，善惊，妄言，色黄，其上下经盛，不仁则终矣。

循衣摸床，谵语阳明绝，妄语错乱及不语失音，热病犹可生。

少阳终者，耳聋，百节皆纵，目环直视如惊貌，绝系，绝系一日半死。

太阴终者，腹胀闭，不得息，善噫善呕，呕则逆，逆则面赤，不逆则上下不通，不通则面黑，皮毛焦而终矣。

少阴终者，面黑，齿长而垢，腹胀，上下不通而终矣。

厥阴终者，中热、嗌干、善溺、心烦，甚则舌卷、卵上缩而终矣。

## 补遗诸死证

《脉经》曰：足跌上肿，两膝大如斗者，十日死。又曰：病人脐肿，反出者，死。阴囊及茎俱肿者，死。

《脉鉴》云：凡病人面之两颊腮，陷下缩入者，病虽轻，不能即愈，若迟延日久而必死也。此法，凡伤寒及大病者，验之无不应也。凡久病腹皮甲错，着于背而成深凹者，不治，此肠胃干瘪故也。（新增）

# 卷之三　儿科望诊

乌程林之翰宪百父(别字慎庵)　纂述

## 病　机

十岁以前，忽然面上如青纱盖定，后发际至印堂，不论病之深浅，有者六十日必死，若至鼻柱，一月须亡。更到人中，不过十日，其色盈面，即日哭伤。

额上青色：《素问》云：心热者，颜先赤，心气合火，火有炎上，指象明候，故候于颜。

毛发黄色：《素问》云：寒客于人，使人毫毛毕直，皮肤闭而为热，当是之时，可汗而解。

左脸赤色：身热脉弦。《素问》云：肝热病者，左脸先赤，肝气合木，木应春，南面正理之则，其左脸也。

右脸青色：呕逆多痰。《素问》云：合金之气应秋，南面正理之则，右脸也。

两脸赤色：乍乘风热，肌肉焦枯，必因内蒸。

《养生方》云：气虚则发厥，谓手足冷也；血虚则发热，谓肌肉热也。

两脸青色：多啼作呕，脏腑不和矣。

非时弄色：胎风客忤，内瘹作痛。

鼻燥黄色：积热溺涩，或衄血气粗。

鼻燥白色：吐泻伤脾，感冷肺逆。

鼻中痒甚：肺气盛，而五疳传惊。

鼻下赤烂：肝气盛，而肺疳见证。

鼻如烟筒：火烁金，而惊中危证。

目鲜青色：扁鹊云：睛青主癖块。钱仲阳云：目鲜将发搐。谈心摅曰：将见疮痍亦然。

目睛黄色：积热骨蒸，或痢泻癖气，此即食癥，亦云食疸。俗称鹅白，非也。

眼深黑色：吐泻内吊，惊搐慢脾。

眶肿睛黄：积热久嗽，或伤脾作呕，或夜热疮痍。

赤贯瞳人：惊痫不治。

印堂青色：胎惊胎热，腹痛夜啼。

眉攒不舒：腹痛下痢，或热壅三焦，病机将作亦然。

眉目杂色：白乃霍乱绞痛，黄乃积热虚浮，赤因感风头楚，青正惊搐相乘，黑者危在旦夕。

唇中白色：呕逆作泻，口渴肠鸣，将成内吊。

唇中黄色：伤胃脾热，作胀下痢，溲短肌浮。

唇中红色：内热有惊，或见疮疹。

唇中青色：风寒相感，发惊伤脾。

唇焦赤色：口秽伤脾，大便闭塞，气粗热盛。

唇茧淡白：伤食复伤，热壅脾家，肠鸣腹鼓。

唇间紫色：蛔刺攻冲，痛逆霍乱。

舌上杂色：黄者伤脾，白苔焦渴紫厚，如荔枝壳者，热聚三焦。如青苔，如白染者，皆不治。若破裂有血，邪热攻心，小便闭结，治法用黑鱼切片，贴舌上，或百草霜和盐，研成膏贴，亦可。

耳前赤色：疳虫攻肾，必耳鸣或聋。

耳前黄色：惊入肾，或睡中戛齿。

颐下诸色：同耳前看。《素问》云：肾热病者，颐先赤。

筋露青色：现诸头面，惊啼烦躁；身体者，发热惊搐；肚腹者，五疳胀满。

鱼目定睛：筋绝不转，水不生木，肝肾俱败，死在夜。

面青唇黑：水绝于肾，木来克土，脾肝俱绝，亡在昼。

胃热黄色：遍体金黄，口秽目碧，骨蒸疸病将至，或得久病后者。（《诚书》）

## 入门审候歌

观形察色辨因由，阴弱阳强发硬柔，若是伤寒双足冷，要知有热肚皮求，鼻冷便知是疮疹，耳冷应知风热证，浑身皆热是伤寒，上热下冷伤食病。

五指梢头冷，惊来不可挡。若逢中指热，必定是伤寒。中指独自冷，麻痘证相传。女右男分左，分明仔细看。

## 观面部五色歌

面赤为风热，面青惊可详，心肝形此见，脉证辨温凉。脾怯黄疳积，虚寒㿠白，若逢生黑气，肾败命须亡。

## 审虎口三关法

小儿三岁以下有病，须看男左女右手，虎口三关。

从第二指侧看：第一节名风关，第二节名气关，第三节名命关。辨其纹色：紫者属热，红者属寒，青者惊风，白者疳病，黑者中恶，黄者脾之困也。若现于风关为轻，气关为重，过于命关，则难治矣。

## 三关脉纹主病歌

紫热红伤寒，青惊白是疳，黑时因中恶，黄即困脾端。

又：青色大小曲，人惊并四足；赤色大小曲，水火飞禽扑；紫色大小曲，伤米曲鱼肉；黑色大小曲，脾风微作搐。

## 手指脉纹八段锦图

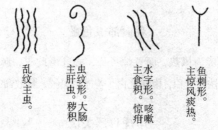

乱纹主虫。　　虫纹形。主肝虫。秽大肠积。　　水字形。主食积。惊疳咳嗽　　鱼刺形。主惊风痰热。

珠形。主死。

环形。主疳积上逆。

乙字形。主肝病惊风。

悬针形。主伤风。泄泻积热

## 虎口三关脉纹图

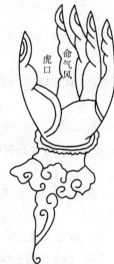

命关
气关
风关
虎口

风关第一节寅位
气关第二节卯位
命关第三节辰位
虎口叉手处是也

# 小儿死候歌

眼生赤脉贯瞳人，囟门肿起又作坑，指甲黑色鼻干燥，鸦声忽作肚青筋，虚舌出口咬牙齿，目多直视不转睛，鱼口气急啼不得，蛔虫既出死形真，手足掷摇惊过节，灵丹十救无一生。

鱼目定睛夜死，面青唇黑昼亡，啼而不哭是痛，哭而不啼是惊，嗞煎不安是烦，嗞哇不定是躁。嗞，音兹，啼不止。哇，音崖，欲喘。

钱氏曰：左腮为肝，右腮为肺，额上为心，鼻为脾，颏为肾。此以分部言也。

《永类钤方》云：肝主目，脾主唇口，肺主鼻孔，心主颧面，肾主耳穴。此以窍言也。

按：《内经》云：下极者，心也。注云：下极，谓两目之间。又云：舌者，心之官也。此云心主颧面，似未当。

钱氏曰：赤者，热也；黄者，积也；白者，寒也；青黑者，痛也，随证治之。

薛氏曰：青主惊积不散，欲发风候；红主痰积惊悸；黄主食积癥伤，欲作疳癖；白主泄泻水谷，更欲作吐；黑主脏腑欲绝。

洁古曰：若肝病惊搐，而又加面白，痰涎喘急之类，此皆难治，盖谓金克木也。观此则知：脾病之忌青，肺病之忌赤，心病之忌黑，俱可推矣。

印堂青，主初受惊泻；红，主大惊夜啼；黑，主客忤。

山根青，主第二次惊泻后发躁；黑黄甚者死。

两太阳青，主第三次惊；青自太阳入耳者死。

印堂青黑，主腹痛夜啼，此脾气虚寒也。脾为至阴，故夜间腹痛而啼，用钩藤饮；色淡白，主泄泻，乳食不化，属脾气虚弱，用五味异功散，加木香。

## 八段锦歌（《医学源流》）

先望孩儿眼色青，次看背上冷如冰。阳男搐左无妨事，搐右教人甚可惊；女搐右边犹可治，若逢搐左疾非轻。歪斜口眼终为害，纵有仙丹也莫平。

忽见眉间带紫青，看来立便见风生，青红碎杂风将起，必见疳癥气满形。

紫少红多六畜惊，紫红相等即疳成，紫点有形如米粒，伤寒夹食证堪评。

黑轻可治死还生，红紫伤寒痰积停，赤青脾受风邪症，青黑脾风作慢惊。

山根若见脉横青，此病明知两度惊，赤黑困疲时吐泻，色红啼夜不曾停。

青脉生于左太阳，惊非一度细推详，赤是伤寒微燥热，黑青知是乳多伤。

右边青脉不须多，有则频惊怎奈何，红赤为风抽眼目，黑青三日见阎罗。

指甲青兼黑暗多，唇青恶逆病多瘥，忽作鸦声心气急，此时端的命难过。

## 辨虎口纹十三形 （《全幼心鉴》）

第一，流珠形。只一点红色，见风关。主饮食所伤，内热欲吐，或肠鸣自利，烦躁啼哭。用助胃膏消饮食，分阴阳；若食消而病仍作，用香砂助胃膏，以补脾胃。

第二，环珠形。其点差大，主脾虚停食，胸膈胀满，烦渴发热。用五味异功散，加山楂、枳实，健脾消食；后用六君子，调中养气。

第三，长珠形。其点圆长，主脾伤饮食积滞，肚腹作痛，寒热不食。先用大安丸，消其积滞；次以异功散，健其脾气。<sup>以上风关。</sup>

第四，来蛇形。是长散出气关，一头大，一头尖，主脾胃湿热，中脘不利，干呕不食，此疳邪内作。先用四味肥儿丸治疳，后用四君子补脾。

第五，去蛇形。是大头向气关，主脾虚食积，吐泻烦渴，气短喘急，不食困睡。凡用六君子汤加枳实，健脾消积；次以七味白术散，调补胃气。

第六，弓反里形。主感冒寒邪，哽气出气，惊悸倦怠，四肢冷，小便赤，咳嗽呕涎。先用惺惺散，助胃气，祛外邪；后以五味异功散，加茯苓、当归，养心血，助胃气。若外邪既解，而惊悸指冷，脾气受伤也，宜七味白术散补之；若闷乱气粗，喘促者难治，脾虚甚故也。

第七，弓反外形。主痰热，心神恍惚，夹惊夹食，风痫痰盛。先以天麻防风丸，祛外邪；又用五味异功散，调补中气。又曰：纹弯向里为顺，向外为逆。

第八，枪形，直上。主风热生痰，发搐。先用抱龙丸，如未效，用牛黄清心丸；若传于脾肺，或过用风痰之药，而见诸证者，专调补脾胃。

第九，鱼骨形，纹分歧支。主惊痰发热。先用抱龙丸，未应，属肝火实热，少用抑青丸以清肝，随用六味丸以补肝。或发热少食，或痰盛发搐，乃肝木克脾土，六君子汤加柴胡，补脾土，制肝木。

第十，水字形，三脉并行。主惊风，食积，胸膈烦躁，或夜啼痰盛，口噤搐搦，此脾胃虚弱，饮食积滞，而木克土也。先用大安丸，消导饮食；次以六君子汤加钩藤，补中清肝。若已服消食化痰等药而未愈，用四君子汤，加升、柴、钩藤，升补脾气，平降肝木。以上气关。

第十一，长针形。过命关一二米许，主心肝热极生风，惊悸困倦，痰盛搐搦。先用抱龙丸，祛风化痰；次用六君子汤加钩藤，平肝实脾。

第十二，透关射指形，命脉曲里。主惊风，痰热聚于胸膈，乃脾肺亏损，痰邪乘聚。先用牛黄清心丸，清脾肺，化痰涎；次用六君子汤，加桔梗、山药，补脾土，益肺金，可救。

第十三，透关射甲形，命脉向外。主惊风，肝木克脾土之败症。急用六君子汤，加木香、钩藤、官桂，温补脾土；未应，加附子以回阳气，多得生者。以上命关。

尝闻古人云：小儿为芽儿，如草木之芽，水之沤，盖因脏腑脆嫩，口不能言，最难投剂。当首察面色，而知其所属；次验虎口，以辨其所因。实为治法之简要也。按：虎口纹，其始止见于风关，先见于左，为伤风寒；先见于右，为伤乳食。得惊夹之，则上出于气关矣，此虽予无本之言，然亦有所试也，乃《水镜》有云：指纹曲里风盛，弯外食积。夫曲里弯外，则其纹已长，将透气关矣。其初起岂有之乎，将何以辨也。若夫色则以红淡为轻，深紫为重，亦有吐泻重困，而虎口无纹者，乃大虚也，不可以无纹，而易之也。

## 面部形色诸证之图

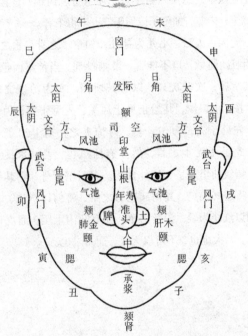

下额属肾水北　左腮属肝木东　额上属心火南　鼻准属脾土中　右腮属肺金西

# 玉枕俞穴之图

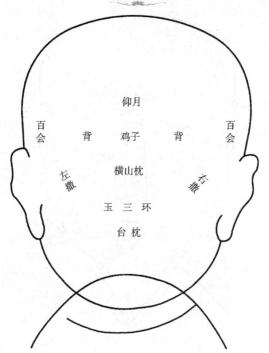

仰月

百会　　背　鸡子　背　　百会

左撒　　横山枕　　右撒

玉　三　环

台　枕

## 肢节见于面部之图

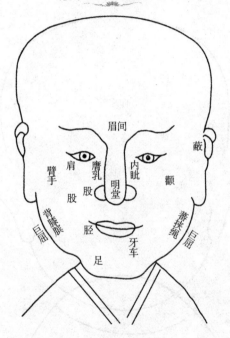

## 五脏六腑见于面部之图

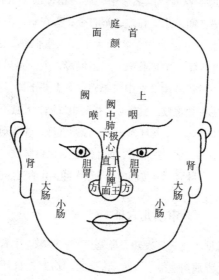

大人望诊同准此　一卷察五官下条　此二图有诀见前

## 《心鉴》按眉端法

小儿半岁者，以名、中、食三指，按于发际、额前、眉端之间，儿头在左，举右手；头在右，举左手。食指为上，中指为中，名指为下。三指俱热，主伤风邪，鼻塞气粗，发热咳嗽。三指俱冷，主外感风寒，内伤饮食，发热吐泻。食中二指热，主上热下冷。名中二指热，主夹惊之候。食指热，指胸中气满，乳食不消。

薛立斋曰：小儿气血未实，惊则气散，气散则脉乱，必当参三部五脉。三部者，面上气色、虎口脉纹、寸口一指之脉。五脉者，上按额前、下诊太冲，并前三部也。

## 审小儿六证（《活幼指南》）

凡见小儿头疼发热，鼻塞声重，咳嗽，手背热，恶风寒，皆属外感。无汗，脉浮紧，伤寒；自汗，脉浮缓，伤风；暑月吐泻作渴，齿燥脉虚，伤暑；浮肿，泄泻，身重，小便不利，脉濡细，伤湿；舌干口燥，唇焦面赤，或声哑脉数，伤热。凡见小儿嗳气饱闷，作酸腹膨，不思食及恶闻食气，下泄臭屁，恶心，乍吐乍泻，或寒热，或腹中硬块作痛，手心热，脉弦滑，俱属内伤饮食。以上二证最多。

凡见小儿发热无汗，表实；大便闭，里实。心胸满闷，腹中膨胀，恶心嗳气，吐出酸水，手足有力，腹痛，手不可按，脉洪实有力。俱属实证。

凡见小儿面㿠白无神，懒言气短，不思食，腹膨不痛，二便不常，喜卧，眼喜闭，手足无力，慢惊；久吐，胃虚；久泻脱肛，脾虚；自汗，表虚；自利，里虚；脉来微细无力，及行迟、发迟、齿迟、解颅、鹤节，俱属肾气未成，元精不足。以上俱属虚证。

凡见小儿发热，手足心热，面红唇干，舌干口渴，口上生疮，口中热臭，大便闭，小便赤黄，或痢下黄赤，肛门焦痛，喜饮冷水，喜就凉处，腹中热痛，脉来洪数。俱属热证。

凡见小儿面白唇青，手足冷，口中冷气，或泄利清白，无热，不渴，腹痛悠悠无增减，或恶心，呕吐，喜就暖处，脉来沉迟无力。俱属寒证。

以上诸症，每症不必悉具，凡见一二便作主张治之。若二症三症兼见者，须照本条斟酌尽善，自能中病也。

# 经证考

经证，因望而得者居多，间亦有因问而得者，义难分列，姑存其旧。学者自为领悟可也。

**足太阳膀胱经**

小便不通，腹痛，谓盘肠痛，葱白煎汤熨脐，小便利，痛止。其不痛而寒热者，在上腹为索泽，在下腹为颓疝。卒然淋闭作楚者，湿热；泻痢频而溲闭者，湿火。病后溲短者，气虚；渴频溺短者，精不足。便后即结白翳者，五疳。溺血者，血虚；屎深黄色，久则尿血，脐反出，下体肿。

**足阳明胃经**

口吐涎沫而叫者，虫痛。吐水不心痛者，胃冷。吐泻昏睡而露睛者，虚热。吐泻昏睡而不露睛者，实热。身热不饮水，表热，亦属虚热。吐沫及痰白、绿水，虚寒。频食善饥者，实火。善饥少餐者，虚火。狂厥气逆者，宿垢未清。咳噫嗳气，积热，口秽唇肿者，热盛宜下。天咎病，心胃有恶物，吐涎痰热者，实热宜下。牙痛者，实火。吐涎痰冷者，虚寒宜温。颜黑胫肿，牙疳口气，气上蒸结毒，喉中常有涎饮，心胃伤客风。

### 足少阳胆经

怔忡者，血虚。目直而青，身反折，生惊。多怒而癫属阴，伤肝。多喜而狂属阳，伤脾。口苦，体无膏泽，摇头，反张，目瞤，肝有余。

### 足太阴脾经

泻黄红赤黑，属火。呵欠面黄，脾虚惊。泻青白，完谷不化，伤极宜下；小便不通，久则胀满，足太阳传足太阴，稍道利后，即扶脾。昼相安，夜频起，成洞泄注下，交寅时，每泻一二次，为肾泻。恒泻不渴，色青善餐者，肝火，木来克土，土益虚矣；时渴时泻者，胃火。弄舌者，脾热。雀目，脾积聚。白日多睡，积热成痔。虚黄浮肿，食癥。啖能兼人，体瘦鬶黑，食疳。四肢多疮，脾家湿火。水肿面白，脾虚。体重，脾痹。唇肿硬者，脾伤。甫食即出闷痰，宿食作祟。肠鸣腹胀，虚。足胕肿若水，脾痿。心下若痞，脾伤。出胎拭脐不干，风入成疮，撮口，脐风发搐，脾经受虚。

### 足少阴肾经

聤耳，肾中风毒攻上。走马牙疳，肾中风热。咬牙甚者，发惊，心肾并见。小便下血，肾闭。牙根出血，名宣露肾疳。小便白涩作楚，湿火。牙根腐坏，名腐根肾疳。面黑咳血，肾火。四肢不能收举，肾痿。下肿足腑，寒而逆肾。

### 足厥阴肝经

痫厥，瘈瘲筋挛，心脉满大，肝脉小急。怒视者，肝气有余。瞪视者，伏痰。目直声锯者，发搐。呵欠面赤，多筋，肝火。呵欠面青，惊悸，心肝并见。眼赤多泪，积热。头眩不能俯视，肝火。血枯发竖者，肝虚。羞明怕日，肝肾并见。泻频青白，肝气有余。颊肿痛，胁下痛，面青，足逆冷，眩瞀，呕厥，转筋，筋挛，遗沥，淋，善恐，胸中喘，骂詈，俱肝火。

### 手太阴肺经

肩背痛，多嚏受寒。小便数，溏泄，气虚。吐稠涎，咯血，实热。呵欠，气热作咳，受风。龟胸龟背，风热气疳。干嗽无痰，客热兼肾火。嗽多子时前者，食积。嗽多子时后者，肾火。嗽多午时前者，风邪。嗽多午时后者，虚火。鼻流清涕者，伤寒。痰拥顿嗽，面赤，伤热。气逆喘急，肺胀。声哑气粗，肺痿。哮喘发即吐稠痰，盐哮。交秋发哮，多清水，属寒；哮发不时，顿嗽抱首，属热。

### 手少阴心经

昏睡，善嚏，惊惕，将发疮疹，足太阴证传手少阴。身热频渴，实热。吐浓涎及血，乘虚火泛。淋漓，小肠伏热，卧要竖抱，胸有恶积。昏沉似睡，血虚露睛，伏痰。目陷无神，元气败。弄舌烦躁，实热。妄语癫狂，邪热归心。挖舌咬人者，心气绝。

　　经证为审病之原，业幼科者，不可不知，否则若工师失其斧锯，从何下手。前哲钱仲阳《直诀》，只列五脏经证，而六腑不与焉，后贤如万密斋、薛新甫、王肯堂辈，医籍中咸宗之。本朝谈心揆《诚书》，复增列胆、胃、膀胱三腑，十二经证，而缺其四，如手太阳小肠、手阳明大肠、手少阳三焦、手厥阴心包络，不复列焉，未详其故。原其意，若以为脏病多而腑病少，六腑泻而不藏，不能留著为病，即有病，治而易散；小儿以大小便通利为无病，即有病亦轻；三焦另为一腑，包罗五脏六腑之外，证治有上、中、下之分，可各经参考；心包络代心受邪之脏，即心脏也，可参心经之症同治。是耶非耶，予非专科，不敢拟补，宁缺疑以俟后之君子正之。

# 闻　诊

## 听音论

　　万物有窍则鸣，中虚则鸣。肺叶中空，而有二十四空；肺梗硬直而有十二重楼。故《内经》以肺属金而主声音。十二重楼之上为会厌。<sup>喉间薄膜。</sup>会厌为声音之户，舌为声音之机，唇为声音之扇，三者相须，则能出五音而宣达远近。音者，杂比也。声者，单出也，鼻能声而不能音者，以无唇之开阖，舌之启闭，其气则走顽颡之窍，达畜门，出鼻孔而为声。声音之道，分之则二。故得天地之和，五脏安畅，则气藏于心肺，声音能彰。五脏者，中之守也，各有正声，中盛则气腾，中衰则气弱。脾应宫，其声漫以缓；肺应商，其声促以清；肝应角，其声呼以长；心应徵，其声雄以明；肾应羽，其声沉以细。此五脏之正音，得五脏之守者也。《脉鉴》云：金声响，土声浊，木声长，水声清，火声燥。

## 声审阴阳清浊新久

审察阴阳，《中藏经》云：阳候多语，阴证无声。多语易清，无声难荣。声浊气急，痰壅胸膈；声清而缓，内元有寒。新病小病，其声不变；久病苛病，其声乃变。迨及声变，病机呈显，喑哑声嘶，莫逃大限。音声之道，岂独审病，死生亦关。《内经》有曰：弦绝音嘶，病深声哕，明讲深察，不可违悖。外感风寒，大荤不戒，厚味恣啖，声哑而咳。喉痛而干，病属初起，不同于前，速疗易治，不可不辨。

**失守变动五脏之应**变动，谓迁改其常志也。

肝在志为怒，在声为呼，在变动为握。心在志为喜，在声为笑，在变动为忧。脾在志为意，在声为歌，在变动为哕。肺在志为忧，在声为哭，在变动为咳。肾在志为恐，在声为呻，在变动为栗。

**六腑之应**

声长者，大肠病。声短者，小肠病。声速者，胃病。声清者，胆病。声微者，膀胱病。声呼漫者，肝胆二脏相克病也。声速微者，胃与膀胱相克病也。此五脏六腑之病音，失五脏之守者也。

**声审寒热虚实**新增

喘粗气热为有余，喘急气寒为不足。息高者，心肺之气有余；吸弱者，肝肾之气不足。怒骂粗厉者，邪实内热也；怒骂微苦者，肝逆气虚。鼻塞声重喷嚏，风寒未解也。言语轻迟气短，中气虚也。呻吟者，必有痛也。噫气者，脾乃困也。嗳气者，胃中不宽也。胃虚亦发嗳，然实嗳声长而紧，得嗳则快；虚嗳声短而促，得嗳虽松，不觉其快。

嗳逆冷气者，胃之寒也。呕吐酸苦者，肝之火也。自言死者，元必虚也。喜言食者，胃有火也。言家私者，心必虑而少睡也。言负德者，肝必郁而多怒也。干咳无痰者，胃中伏火也。嗽痰作而清白，寒也；稠黄，火也。谵语收财帛者，元已竭也。狂言多与人者，邪方实也。

## 脏　诊

大笑不止，经云：心有余则笑。扁鹊云：其人唇口赤色者可治，青黑者死。独言独语，言谈无绪，心神他寄，思虑伤神，乃为心病。喘气太息，喉中有声，谓之肺鸣。咳逆上气，如水鸡声，火来乘金。不得其平，形羸声哑，咽中有疮，肺被火囚。肺主声故耳。声音暴哑，风痰伏火，曾系喊伤，不可断病。声嘶色败，久病不治，气促喉声，痰火哮喘，中年声浊，痰火之殃，乃为肺病。怒而骂詈，乃为肝病。气不足息，乃为脾病。欲言不言，语轻多畏，乃为肾病。

### 诊内外

前轻后重，壮厉有力，乃为外感；先重后轻，沉困无力，倦不欲言，声怯而低，内伤不足。

### 诊诸痛

攒眉呻吟，必苦头痛。叫喊呻吟，以手扪心，为中脘痛。呻吟身重，转即作楚，乃为腰痛。呻吟摇头，攒眉扪腮，乃为齿痛。呻吟不起，为腰脚痛。诊时吁气，为属郁结。凡人吁，则气都得以少申也。摇头而言，乃为里痛。

### 诊坏证

伤寒坏证，哑为狐惑。上唇有疮，虫食其脏；下唇有疮，虫食其肛。

### 诊诸风

风滞于气，机关不利。出言蹇涩，乃为风病。鼻鸣声粗，风中于卫。

### 诊神志

衣被不敛，骂詈亲疏，神明之乱。风狂之类，若在热病，又不必论。

### 诊形体上下诸证

欲言复寂，忽又惊呼，病深入骨。啾然细长，头中之病。语声寂然。喜惊呼者，骨节间病。语声喑喑然不彻者，心膈间病。

### 诊　息

气短不续，言止复言，乃为夺气。气来短促，不足以息，呼吸难应，乃为虚甚。素无寒热，短气难续，知其为实。吸而微数，病在中焦，下之则愈。实则可生，虚则不治。上焦吸促，下焦吸远。上下睽违，何以施疗。

## 问　诊

《灵枢·师传》篇曰：入国问俗，入家问讳，上堂问礼，临病人问所便，使其受病本末，胸中洞然，而后或攻或补，何愁不中乎。

**人品起居**

凡诊病者，先问何人，或男或女，男女有阴阳之殊，脉色有逆顺之别，故必辨男女，而察其所合也。或老或幼，年长则求之于腑，年少则求之于经，年壮则求之于脏。或为仆妾。在人下者，一动一静，不能自由。寡妇僧尼，遭逢不偶，情多郁滞。形之肥瘦，肥人多湿，瘦人多火。男人可望而得，此指女人故问。次问得病，起于何日，病新可攻，病久可补。饮食胃气，肝病好酸，心病好苦，脾病好甘，肾病好咸，肺病好辛。内热好冷，内寒好温。安谷者昌，绝谷者亡。梦寐有无，阴盛之梦，大水恐惧；阳盛之梦，大火燔灼；阴阳俱盛，相杀毁伤；上盛梦飞，下盛梦堕；甚饱梦予，甚饥梦取；肝盛梦怒，肺盛梦哭；短虫若多，则梦聚众；长虫若多，自击毁伤。

## 嗜欲苦乐

问其苦乐，以知其病。好食某味，病在某脏，当分逆顺，以辨吉凶。心喜热者，知其为寒；心喜冷者，知其为热。好静恶动，知其为虚；烦躁不宁，知其为实。伤食恶食，伤风恶风，伤寒恶寒，或常纵酒。纵酒者，不惟内有湿热，而且防其乘醉入房。或久斋素，清虚固保寿之道，然亦有太枯槁而致病者，或斋素而偏嗜一物，如面筋、熟栗之类，最为难化，故须详察。始终境遇，须辨三常。封君败伤，及欲侯王，常贵后贱，虽不中邪，病从内生，名曰脱营；常富后贫，名曰"失精"。五气流连，病有所并。常富大伤，斩筋绝脉，身体复行，令泽不息。故伤败结，留薄归阳，脓积寒炅。暴乐暴苦，始乐后苦，皆伤精气，精气竭绝，形亦寻败。暴怒伤阴，暴喜伤阳。厥气上行，满脉去形。形乐志苦，病生于脉，治以灸刺；形乐志乐，病生于肉，治以针石；形苦志乐，病生于筋，治以熨引；形苦志苦，病生咽嗌，调以甘药；形数惊恐，经络不通，病生不仁，按摩醪药。起居何似，起居，凡一切房室之燥湿，坐卧之动静，所包者广，如肺病好嚏，脾病好歌，肾病好吟，肝病好叫，心病好妄言之类，当一一审之。曾问损伤，或饮食不当，或劳役不时，或为庸医攻补失宜之属。便利何如？热则小便黄赤，大便硬塞，寒则小便澄白，下利清谷之类。曾服何药，如服寒不验，服热不灵，察症与脉，思当变计。有无胀闷，胸腹胀闷，或气或血或食，或虚或实，皆当以脉参之。性情常变，一一详明。

## 十问篇

（张景岳先生著）

一问寒热二问汗，三问头身四问便，

五问饮食六问胸，七聋八渴俱当辨，

九因脉色察阴阳，十从气味章神见。

见定虽然事不难，也须明哲毋招怨。

上十问者，乃诊治之要领，临症之首务也。明此十问，则六变具存，而万物形情，俱在吾目中矣。医者为难，难在不识病本，而施误治耳。误则杀人，天道可畏；不误则济人，阴德无穷。学者欲明是道，必须先察此要，以定意见，以为阶梯，然后再采群书，广其知识，又何误焉。有能熟之胸中，运之掌上，非止为人，而为己不浅也，慎之，宝之。

### 1. 问寒热

问寒热者，问内外之寒热，欲以辨其在表在里也。

人伤以寒，则病为热，故凡身热脉紧，头疼体痛，拘急无汗，而且得以暂者，必外感也。盖寒邪在经，所以头痛身疼，邪闭皮毛，所以拘急发热。若素日无疾，而忽见脉症若是者，多因外感。盖寒邪非素所有，而突然见此，此表证也。若无表证，而身热不解，多属内伤，然必有内证相应，合而察之，自得其真欤。

凡身热经旬，或至月余不解，亦有仍属表证者。盖因初感寒邪，身热头痛，医不能辨，误认为火，辄用寒凉，以致邪不能散。或虽经解散，而药未及病，以致留畜在经，其病必外证多而里证少，此非里也，仍当解散。

凡内证发热者，多属阴虚，或因积热，然必有内证相应，而其来也渐。盖阴者必伤精，伤精者必连脏，故其在上而连肺者，必为喘急咳嗽，在中而连脾者，或妨饮食，或生懊恼，或为躁烦焦渴；在下而连肾者，或精血遗淋，或二便失节，然必倏然往来，时作时止，或气怯声微，是皆阴虚证也。

凡怒气七情，伤肝伤脏而为热者，总属真阴不足，所以邪火易炽，亦阴虚也。

凡劳倦伤脾而发热者，以脾阴不足，故易于伤。伤则热生于肌肉之分，亦阴虚也。

凡内伤积热者，在癥痞必有形征，在血气必有明征。或九窍热于上下，或脏腑热于三焦。若果因实热，凡火伤在形体而无涉于真元者，则其形气声色脉候，自然壮厉，无弗有可据而察者，此当以实火治之。

凡寒证尤属显然，或外寒者，阳亏于表；或内寒者，火衰于中。诸如前证，但热者多实，而虚热者最不可误，寒者多虚，而实寒者间亦有之，此寒热之在表在里，不可不辨也。

### 2. 问汗

问汗者，亦以察表里也。凡表邪盛者，必无汗。而有汗者，邪从汗去，已无表邪，此理之自然也。故有邪尽而汗者，身凉热退，此邪去也。有邪在经，而汗在皮毛者，此非真汗也。有得汗后，邪虽稍减，而未得尽去者，犹有余邪。又不可因汗，而必谓其无表邪也，须用脉症而详察之。

凡温暑等证，有因邪而作汗者，有虽汗而邪未去者，皆表症也。总之表邪未除者，在外则连经，故头身或有疼痛；在内则连脏，故胸膈或生躁烦。在表在里，有症可凭；脉紧脉数，有脉可辨。须察其真假虚实，孰微孰甚而治之。

凡全非表证，则或有阳虚而汗者，须实其气；阴虚而汗者，须益其精。火盛而汗者，凉之自愈；过饮而汗者，清之可宁。此汗证之有阴阳表里，不可不察也。

### 3. 问头身

问其头，可察上下；问其身，可察表里。头痛者，邪居阳分；身痛者，邪在诸经。前后左右，阴阳可辨；有热无热，内外可分。但属表邪，可散之而愈也。

凡火盛于内，而为头痛者，必有内应之症。或在喉舌，或在耳目，别无身热恶寒，在表等候者，此热盛于上，病在里也。察在何经，宜清宜降，高者抑之，此之谓也。若用轻扬散剂，则火必上升，而痛愈甚矣。

凡阴虚头痛者，举发无时，是因酒色过度，或遇劳苦，或逢情欲，其发则甚，此为里症，或精或气，非补不可也。

（眉批：余尝以生料八味丸加磁石堕□纳之□效）

凡头痛属里者，多因于火，此其常也。然亦有阴寒在上，阳虚不能上达，而痛甚者，其症则恶寒呕恶，六脉沉微，或兼弦细，诸治不效，余以桂、附、参、熟之类而愈之，是头痛之有阳虚也。

凡云头风者，此世俗之混名，然必有所因，须求其本，辨而治之。

凡眩晕者，或头重者，可因之以辨虚实。凡病中眩晕，多因清阳不升，上虚而然。如丹溪云：无痰不作晕。殊非真确之论，但当兼形气，分久暂以察之。观《内经》曰：上虚则眩，上盛则热痛，其义可知。至于头重，尤属上虚。经曰：上气不足，脑为之不满，头为之苦倾，此之谓也。

凡身痛之甚者，亦当察其表里，以分寒热。其若感寒作痛者，或上或下，原无定所，随散而愈，此表邪也。若有定处，而别无表症，乃痛痹之属，邪气虽亦在经，此当以里症视之，但有寒热之异耳。若因火盛者，或肌肤灼热，或红肿不消，或内生烦渴，必有热症相应，治宜以清以凉。若并无热候，而疼痛不止，多属阴寒，以致血气凝滞而然。经曰：痛者寒气多也，有寒故痛也，必温其经，使血气流通，其邪自去矣。

凡劳损病剧，而忽加身痛之甚者，此阴虚之极，不能滋养筋骨而然，营气惫矣，无能为也。

## 4. 问便

二便为一身之门户，无论内伤外感，皆当察此，以辨其寒热虚实。盖前阴通膀胱之道，而其利与不利，热与不热，可察气化之强弱。凡患伤寒而小水利者，以太阳之气未剧，即吉兆也。后阴开大肠之门，而其通与不通，结与不结，可察阳明之虚实。凡大便热结，而腹中坚满者，方属有余，通之可也。若新近得解，而不甚干结，或旬日不解，而全无胀意者，便非阳明实邪。观仲景曰：大便先硬后溏者，不可攻。可见后溏者，虽有先硬，已非实热，矧夫纯溏而连日得后者，又可知也。若非真有坚燥痞满等症，则原非实邪，其不可攻也，明矣。

凡小便，人但见其黄，便谓是火，而不知人逢劳倦，小水即黄；焦思多虑，小水亦黄。泻利不期，小水亦黄；酒色伤阴，小水亦黄。使非有或淋或痛，热症相兼，不可因黄，便谓之火。余见逼枯汁而毙人者多矣。经曰：中气不足，溲便为之变，义可知也。若小水清利者，知里邪之未甚，而病亦不在气分，以津液由于气化，气病则小水不利也。小水渐利，则气化可知，最为吉兆。

（眉批：举之不审虚实，妄施通下者比）

大便通水谷之海，肠胃之门户也；小便通血气之海，冲任水道之门户也。二便皆主于肾，本为元气之关，必真见实邪，方可议通议下，否则最宜详慎，不可误攻。使非真实，而妄逐之，导去元气，则邪之在表者，反乘虚而深陷；病因内困者，必因泄而愈亏。所以凡病不足，慎勿强通。最喜者，小便得气而自化，大便弥固者弥良，营卫既调，自将通达，即大便秘结旬余，何虑之有。若滑泄不守，乃非虚弱者所宜，当首先为之防也。

### 5. 问饮食

问饮食者，一可察胃口之清浊，二可察脏腑之阴阳。病由外感，而食不断者，知其邪未及脏。而恶食不恶食者可知，病因内伤。而饮食变常者，辨其味有喜恶，而爱冷爱热者可知。素欲温热者，知阴脏之宜暖；素好寒冷者，知阳脏之可清，或口腹之失节，以致误伤，而一时之权变，可因以辨。故饮食之性情，所当详察；而药饵之宜否，可以因推也。

凡诸病得食稍安者，必是虚证；得食更甚者，或虚或实皆有之。当辨而治之。

### 6. 问胸

（眉批：若虚胀虚满当补者又不在此例，虚实之间大当审慎）

胸即膻中，上连心肺，下通脏腑。胸腹之病极多，难以尽悉。而临症必当问者，为欲辨其有邪无邪，及宜补宜泻也。夫胸腹胀满，则不可用补；而不胀不满，则不可用攻，此大法也。然痞与满不同，当分轻重，重者胀塞中满，此实邪也，不得不攻；轻者但不欲食，不知饥饱，似胀非胀，中空无物，乃痞气耳，非真满也。此或以邪陷胸中者有之，或脾虚不运者有之，病者不知其辨，但见胃气不开，饮食不进，问之亦曰饱闷，而实非真有胀满，此在疑虚疑实之间，若不察其真确，未必不补泻倒施，必多致误，则为害不小。

凡今人病虚证者极多，非补不可。但用补之法，不宜造次。欲察其可补不可补之机，则全在察胸腹之宽否何如，然后以渐而进，如未及病，再为放胆用之，庶无所碍，此用补之大法也。

凡势在危急，难容少缓，亦必先问其胸宽者，乃可骤进。若元气真虚，而胸腹又胀，是必虚不受补之症。若强进补剂，非惟无益，适足以招谤耳。此胸腹之不可不察也。

### 7. 问聋

耳虽少阳之经，而实为肾脏之官，又为宗脉之所聚，问之非惟可辨虚实，亦且可知死生。凡人之久聋者，此一经之闭，无足为怪，惟是因病而聋者，不可不辨。其在《热论篇》则曰：伤寒三日，少阳受之，故为耳聋。此以寒邪在经，气闭而然。然以余所验，则未有不因气虚而然者。《素问》曰：精脱者耳聋。仲景曰：耳聋无闻者，阳气虚也。由此观之，则凡病是症，其属气虚者十九，气闭者十一耳。

聋有轻重。轻者病轻，重者病重。若随治渐轻，可察其病之渐退也，进则病亦进矣；若病至聋极，甚至绝然无闻者，此诚精脱之症。余经历者数人矣，皆至不治。

### 8. 问渴

问渴与不渴，可以察里证之寒热，而虚实之辨，亦从以见。凡内热之甚，则大渴，喜饮冰水不绝，而腹坚便结，脉实气壮者，此阳证也。

凡口虽渴而喜热不喜冷者，此非火证，中寒可知。既非火证，何以作渴，则水亏故耳。

凡病人问其渴否，则曰口渴；问其欲饮汤水否，则曰不欲。盖其内无邪火，所以不欲饮汤水，真阴内亏，所以口无津液。此口干也，非口渴也，不可以干作渴治。

（眉批：此亦热因寒用之意）

凡阳邪虽盛，而真阴又虚者，不可因其火盛喜冷，便云实热。盖其内水不足，欲得外水以济，水涸精亏，真阴枯也，必兼脉证细察之，此而略差，死生立判。余尝治垂危最重伤寒有如此者，每以峻补之剂，浸冷而服，或以冰水、参附之剂，相间迭进，活人多矣。常人见之，咸以为奇，不知理当如是，何奇之有。然必其干渴燥结之甚者，乃可以参附、凉水并进，若无实结，不可与水。

**9.** 因脉色察阴阳

脉色者，血气之影也，形正则影正，形邪则影邪，病生于内，则脉色必见于外。故凡察病者，须先明脉色。但脉色之道，非数言可尽，故得其要，则在乎阴阳虚实，四者而已。四者无差，尽其善矣。第脉法之辨，以洪滑者，为实为阳；微弱者，为虚为阴，无待言也。然仲景曰：若脉浮大者，气实血虚也。陶节庵曰：不论脉之浮沉大小，但指下无力，重按全无，便是阴症。《内经》以脉大四倍以上为关，皆属真虚，此滑大之未必为阳也。形色之辨，以红黄者为实热，青黑为阴寒，而面赤戴阳者，为阴不足，此红赤之未必为实也。总之，求脉之道，当以有力无力辨阴阳，有神无神察虚实。和缓者，乃元气之来；强峻者，乃邪气之至。病值危险之际，但以此察元气之盛衰，邪正之进退，则死生关系，全在乎此，此理极微，谈非容易，姑道其要，以见凡欲诊病者，既得病因，又必须察脉色，辨声音，参合求之，则虚实阴阳，方有真据，否则得此失彼，以非为是。医家之病，莫此为甚，不可忽也。

## 10. 从气味章神见

凡制方用药，乃医家开手作用，第一要着。而胸中神见，必须发泄于此。使不知气味之用，必其药性未精，不能取效，何神之有。此中最有玄妙，勿谓其浅识易知，而勿加之意也。余少年时，每将用药，必逐件细尝，既得其理，所益无限。

气味有阴阳。阴者降，阳者升；阴者静，阳者动；阴者柔，阳者刚；阴者怯，阳者勇；阴主精，阳主气；其于善恶喜恶，皆有妙用，不可不察。

气味之升降。升者浮而散，降者沉而利。宜升者勿降，宜降者勿升。

气味之动静。静者守，而动者走，走者可行，守者可安。

气味之刚柔。柔者纯而缓，刚者躁而急，纯者可和，躁者可劫。而非刚不足以去暴，非柔不足以济刚。

气味之勇怯。勇者直达病所，可赖出奇；怯者用以周全，藉其平安。

气味之主气者。有能为精之母，主精者，有能为气之根。或阴中之阳者，能动血中之气；或阳中之阴者，能顾气中之精。

气味有善恶。善者赋性驯良，尽堪择用；恶者气味残狠，何必近之。

气味有喜恶。有素性之喜恶，有一时之喜恶。喜者相宜，取效尤易；恶者见忌，不必强投。

见定虽然事不难，也须明哲毋招怨。

（眉批：此节真历练老成之谈，后学所当深识）

明哲二字，为见机自保也。夫医患不明，明则治病何难哉。而所患者，在人情耳。人事之变，莫可名状，如我有独见，岂彼所知，使彼果知，当自为矣，何藉于我。而每有病临危剧，尚执浅见，从旁指示曰：某可用，某不可用，重之云太过，轻之言不及，倘一不合意，将必有后言，是当见机之一也。有杂用不专者，朝王暮李，主见不定，即药已相投，而渠不知觉，忽惑人言，舍此慕彼，凡后至者，欲显己长，必谈前短，及其致败，反以嫁谤，是当见机之二也。有病入膏肓，势必难疗，而怜其苦求，勉为举手，当此之际，使非破格出奇，何以济急。倘出奇无功，徒骇人目，事后亦招浮议，是当见机之三也。其或有是非之场，争竞之所，幸灾乐祸，利害所居者，近之恐涉其害，是当见机之四也。有轻医重巫，可无可有，徒用医名，以尽人事，及尚有村鄙之夫，不以彼病为恳，反云为我作兴，吁，诚可哂也，此其相轻孰甚，是当见机之五也。有议论繁杂者，有亲识要功者，有内情不协者，有任性反复者，皆医中最忌，是当见机之六也。凡此六者，皆当默识，而惟缱绻之间，尤当加意，盖恐其不以为功，而反以为罪，何从辨哉。此虽曰吾尽吾心，非不好生，然势不我由者，不得不见机进止，此明哲自治，所必不可少也。

# 卷之四　切诊一

乌程林之翰宪百父(别字慎庵)　纂述

## 原脉体用(见后附余)

### 脉取寸口之义

《经脉别论》曰：食气入胃，经气归于肺，肺朝百脉，气归于权衡，权衡以平，气口成寸，以决死生。

《营卫生会篇》云：人食气于谷，谷入于胃，以传于肺，五脏六腑，皆以受气，其清者为营，浊者为卫，营行脉中，卫行脉外。

《难经》云：寸口者，脉之大会，手太阴之动脉也。

慎庵按：人之脏腑、气血、经脉、骨髓，皆有所会，名曰八会，而脉之大会，在于太渊，即手太阴动脉，在掌后陷中。

吴草庐曰：寸关尺，辄名心脉、肺脉、肝脉、脾脉、肾脉者，非也。此手太阴肺经之动脉，分其部以候他脏之气耳。李时珍曰：非五脏六腑所居之处也。脉行始于肺，终于肝，而复会于肺。肺为气所出入之门户，故名曰气口，而为脉之大会，以占一身焉。

## 释寸口、气口、脉口

张景岳曰：愚按寸口、气口、脉口之义，历考经文，乃统两手而言，非独指两寸为寸口，右手为气口也。肺主诸气，气之盛衰见于此，故曰气口；脉朝百脉，脉之大会聚于此，故曰脉口；脉出太渊，其长一寸九分，故曰寸口。是名虽三，而实则手太阴肺经一脉也。王叔和未详经旨，突谓左为人迎，右为气口。左手寸口，人迎以前；右手寸口，气口以前等说，以致后人，俱指两寸为寸口，右关为气口，而不复知统两手而言矣。自晋及今，以讹传讹，莫可解救也。

慎庵按：张仲景《伤寒论》、《金匮要略》中所言寸口，皆统三部而言，亦未尝专指寸脉而言也。张说为是。

## 析寸关尺

《二难》曰：从关至尺，是尺内，阴之所治也。从关至鱼际，是寸口内，阳之所治也。然则关之前曰寸，关之后曰尺，而所谓关者，乃间于尺寸之间，而为阴阳之界限，正当掌后高骨处是也。

滑伯仁曰：手太阴之脉，由中焦出行，一路直至两手大指之端，其鱼际后一寸九分，通谓之寸口；于一寸九分之中，曰寸，曰尺，而关在其中矣。其所以云尺寸者，以内外本末，对待为言，而分其名也。

蔡氏云：自肘中至鱼际，得同身寸之一尺一寸。自肘前一尺，为阴之位，鱼际后一寸，为阳之位。太阴动脉，前不及鱼际横纹一分，后不及肘中横纹九寸，故古人于寸内，取九分为寸；尺内，取一寸为尺，以契阳九阴十之数。

《脉经》曰：阳出阴入，以关为界。阳出三分，阴入三分，故曰三阴三阳。阳生于尺，动于寸；阴生于寸，动于尺。寸主射上焦，头及皮毛竟手；关主射中焦，腹及腰；尺主射下焦，少腹至足。

# 三部九候

《三部九候论》云：人有三部，部有三候，以决死生，以调虚实，而除邪疾。上部天，两额之动脉<sub></sub>当颔厌之分，足少阳脉气所行也；上部地，两颊之动脉<sub></sub>即地仓大迎之分，足阳明脉气所行也；上部人，耳前之动脉。<sub></sub>即和髎之分，手少阳脉所行也。中部天，手太阴也。<sub></sub>掌后寸口动脉，经渠之次，肺经脉气所行也。中部地，手阳明也。<sub></sub>手大指、次指、歧骨间动脉，合谷之次，大肠经脉气所行也。中部人，手少阴也<sub></sub>掌后锐骨下动脉，神门之次，心经脉气所行也。下部天，足厥阴也。<sub></sub>气冲下三寸动脉，五里之分，肝经脉气所行也。卧而取之，女子取太冲，在足大指本节后二寸陷中是也。下部地，足少阴也。<sub></sub>内踝后跟骨旁动脉，太溪之分，肾经脉气所行也。下部人，足太阴也。<sub></sub>鱼腹上越筋间动脉，直五里下箕门之分，沉取乃得，脾经脉气所行也。若胃气欲候者，当取足跗上之冲阳。故下部之天以候肝，地以候肾，人以候脾胃之气；中部天以候肺，地以候胸中之气，人以候心；上部天以候头角之气，地以候口齿之气，人以候耳目之气。三而三之，合则为九，九分为九野，九野为九脏。故神脏五，形脏四，合为九脏。<sub></sub>神脏五，以五脏藏神，故曰神脏；形脏四，即头角、耳目、口齿、胸中，共为九脏。

　　**按**：此上古三部九候诊法，以人身上中下三停分三部，三而三之，合为九候也。

《十八难》曰：脉有三部九候，然三部者，寸关尺也；九候者，浮中沉也。上部法天，主胸以上至头之有疾也；中部法人，主膈下至脐之有疾也；尺为下部，法而应乎地，主脐以下至足之有疾也，审而刺之者也。

按：此越人专以寸口寸关尺为三部，三部俱有浮中沉之三候，三而三之，合成九也。今人之所遵守者，以其简捷不复知有古法矣。

### 附：十二经动脉

手太阴肺脉，动中府、云门、天府、侠白。

手阳明大肠脉，动合谷、阳溪。

足阳明胃脉，动冲阳。在足大指、次指陷中，为内庭，上内庭五寸，是即仲景所谓趺阳脉是也。

足太阴脾脉，动箕门、冲门。在期门下尺五寸。

手少阴心脉，动极泉。臂内腋下筋间。

手太阳小肠脉，动天窗。在颈侧大筋间，曲颊下。

足太阳膀胱脉，动委中。在膝后。

足少阴肾脉，动太溪。在踝后跟骨上。

手厥阴心包络，动劳宫。在掌中屈指尽处。

手少阳三焦脉，动禾髎。在耳前。

足少阳胆脉，动听会。在耳前陷中。

足厥阴肝脉，动太冲、五里、阴廉。

## 六部脏腑分属定位

《脉要精微论》云：尺内两旁，则季胁也。尺外以候肾，尺里以候腹。中附上言附尺之上而居中者，即关脉也，左外以候肝，内以候膈；右外以候胃，内以候脾。上附上（言上而又上，即寸脉也），右外以候肺，内以候胸中；左外以候心，内以候膻中即心包络；前以候前，后以候后。上竟上者，胸喉中事也；下竟下者，少腹、腰股、膝胫、足中事也。

李士材曰：《内经》出胸腹膈三字，配寸关尺，腑不及胆者，寄于肝也；不及大肠、小肠、膀胱者，统于腹中也。

张路玉曰：寸关分左右，尺独不分者，一皆主乎肾也，肾为先天一气之始，故首言也。

徐春甫曰：内外每部，有前后半部之分也，脉之上至，应前半部，为外；脉之下至，应后半部为内一指前后分内外。概而言之，脏腑近背之阳位者，以前半部候之；

近腹之阴位者，以后半部候之。

张景岳曰：观易卦六爻，凡画卦者，自下而上，上三爻为外卦，下三爻为内卦，则其上下内外之义明矣。又有以浮取为外，沉取为内，于义亦通。

滑伯仁曰：左尺主小肠、膀胱、前阴之病，右尺主大肠、后阴之病。

《灵枢》曰：宗气出于上焦，营气出于中焦，卫气出于下焦。上焦在于膻中，中焦在于中脘，下焦在于脐下阴交。故寸主上焦，以候胸中；关主中焦，以候膈中；尺主下焦，以候腹中。此定诊也。此三焦分诊于寸关尺也。

慎庵按：以上诊法，五脏定位，出于《素问》。三焦包罗乎五脏六腑之外，是一大腑，故《经》名孤腑，当依上中下，分诊于寸关尺，此从《灵枢》也。膻中即心包络。经云：诸邪之在于心也，皆在于心之包络，是代心受邪之脏，是即心也。故《素问》首之，而诊同于左寸。命门在十四椎之下，下至上，在七椎之上，介乎两肾之中，正当上下左右之中，其位象极，名为丹田，是先天真阳之窟宅，而为肾经之腧穴，故候右尺之元阳，即所以候命门也。至于六腑，《经》文首揭胃腑，余俱略而不言，但以胸膈腹三字该之者，以胃为十二经脉之化原，五脏六腑，皆禀气于胃，顾胃腑于诸经，岂不重而且大乎。此皆本之于《内经》，为诊家之定法，历万世而不移易者也。余大小肠、胆与膀胱四经部位，未经《内经》指明，致起后世之疑议者，纷纷不一。以胆属木，而附于肝，分属左关同诊。膀胱与肾俱属水，分诊于左尺。至大小肠二腑，或从两寸，或从两尺，未有定诊。余著《存疑》一则，附见于后，就有道者正焉。

## 存疑（见后附余）

## 下指法

卢子由曰：诊法多端，全凭指法捷取。盖人之中指，上两节长；无名食指，上两节短，参差不齐。若按尺，排指疏，则逾越一寸九分之定位；排指密，又不及寸关尺之界分。齐截三指，斯中指翘出，而节节相对，节无不转，转无不活，此别左右，分表里，推内外，悉五层，候浮中沉，此三指法也。以中指并齐食指，去无名指；以中指并齐无名指，去食指，亦节无不转，此衡寸口，权尺中，齐上下，推下上，推上下，均前后，两指法也。至若左人迎，右气口，候十二脏腑定位，如以右食指，切左寸脏心，腑小肠；右中指，切左关脏肝，腑胆；右无名指，切左尺脏肾，腑膀胱；如以左食指，切右寸脏肺，腑大肠；左中指，切右关脏脾，腑胃；左无名指，切右尺脏命门，腑三焦，此遵古诊，惟此右尺不可依此，当遵前条《经》文。咸用指端举按，别脏别腑，此单指法也。虽可三指并齐，及其定位，专指举按，固得其真，不若独指之无牵带，别有低昂也。第惟食指肉薄而灵，中指则厚，无名指更厚且木，是必指端棱起如线者，名曰指目，以按脉中之脊，无论洪大弦革，即小细丝微，咸有脊焉，真如目之视物，妍丑毕具，故古人称诊脉，曰看脉，可想见其取用矣。每见惜指甲之修长，用指厚肉分，或指节之下，以凭诊视者，真不啻目生颈腋胸胁间矣。

## 下指有轻重

《五难》曰：脉有轻重何谓也。然初持脉，如三菽豆也之重，与皮毛相得者，肺部也。如六菽之重，与血脉相得者，心部也。如九菽之重，与肌肉相得者，脾部也。如十二菽之重，与筋平者，肝部也。按之至骨，举指来疾者，肾部也。故曰轻重也。

滑伯仁曰：取脉之要有三：曰举、曰按、曰寻。轻手循之曰举，重手取之曰按，不轻不重，委曲求之曰寻。初持脉，轻手按之，脉见皮肤之间者，阳也，腑也，亦心肺之应也。重手按之，附于肉下，近于筋骨间，阴也，脏也，亦肾肝之应也。不轻不重，中而候之，其脉得于肌肉间者，阴阳相通，中和之象，脾胃之应也。若浮中沉之不见，则委曲而求之，所谓寻也。若隐若见，则阴阳伏匿之脉也，三部皆然。一云：举必先按之，按则必先举之，以举物必自下而上，按物必自上而下也。

## 诊视大法

《脉要精微论》云：诊法常以平旦，阴气未动，阳气未散，饮食未进，经脉未盛，络脉调匀，气血未乱，故乃可诊有过之脉。脉不得中，而有过失也。

凡诊先以三指齐按，所以察其大纲，如阴阳表里（统体而言），上下来去，长短溢脉覆脉之类是也。后以

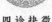

逐指单按，所以察其部分。每部下指，先定经脉时脉，以审胃气，分表里寒热虚实，辨气分血分，阴阳盛衰，脏腑所属。浮候中候沉候，以消息之断病，何部异于众脉，便属此部有病；候其盛衰之极者，以决之，在上上病，在下下病，左曰左病，右曰右病。

《平人气象论》云：持脉有道，虚静为保。以脉之理微，非静心神，忘外虑，均呼吸，不能得也。故人之息未定，不可以诊；己之息未定，亦不可以诊。夫意逐物移，念随事乱，谓能察认隐微，有是理乎。故必虚其心，静其志，纤微无间，而诊道斯为全矣，保不失也。

# 七　诊

《三部九候论》云：察九候，独小者病，独大者病，独疾者病，独迟者病，独热者病，独寒者病，张注云：谓其或在上，或在下，或在表，或在里之不同也，独陷下者病。（沉伏不）起也。

《举要》云：脉有七诊，曰浮中沉，上下左右，消息求寻。浮以候表，沉以候里，中以候胃气。上下，即寸与尺，此概两手六部而言也；左右，左手右手也，一说上下、左右，即《脉要精微论》所云：左外以候心，右外以候肺。上竟上者，胸喉中事也；下竟下者，少腹、腰股、膝胫、足中事也。此节与前诊视大法参看。

# 脉审上下来去

《脉要精微论》云：上盛<sup>寸部</sup>则气高<sup>邪壅于上，故为喘</sup><sup>满</sup>，下盛<sup>关尺也</sup>则气胀。来疾去徐，上实下虚，为厥巅疾<sup>阳厥巅顶之疾</sup>；来徐去疾，上虚下实，为恶<sup>去声</sup>风也。故中恶风者，阳气受也。<sup>上下皆指寸尺而言，"恶"字入声。</sup>

张仲景曰：初持法，来疾去迟，此出疾入迟，名曰内虚外实也。初持脉，来迟去疾，此出迟入疾，名曰内实外虚也。

滑伯仁曰：脉有上下来去至止，不明此六字，则阴阳虚实不别也。上者为阳，来者为阳，至者为阳；下者为阴，去者为阴，止者为阴。上者，自尺部上于寸口，阳生于阴也；下者，自寸口下于尺部，阴生于阳也。来者，自骨肉之分，而出于皮肤之际，气之升也；去者，自皮肤之际，而还于骨肉之分，气之降也。应曰至，息曰止也。

吴鹤皋曰：脉有上下，是阴阳相生，病虽重不死；脉有来去，是表里交泰，病虽重必起；脉无上下来去，死无日矣。

汪子良曰：来以候外，去以候内。来实去虚，主病在外；来小去大，主病在内。

## 推求上下内外察病法

《脉要精微论》云：推而外之，内而不外，有心腹积也。

张注云：推，音吹，诸释作推动之推者，非也。此言察病之法，当推求于脉，以决其疑似也。凡病若在表，而欲求之于外矣，然脉则沉迟不浮，是在内而非外，故知其心腹之有积也。

推而内之，外而不内，身有热也。

张云：凡病若在里，而欲推求于内矣。然脉则浮数不沉，是在外而非内矣，故知其身之有热也。

推而上之，上而不下，腰足清也。

张云：凡推求于上部，然脉止见于上，而下部则弱，此以有升无降，上实下虚，故腰足为之清冷也。

推而下之，下而不上，头项痛也。

张云：凡推求于下部，然脉止见于下，而上部则亏，此以有降无升，清阳不能上达，故为头项痛也。或以阳虚而阴凑之，亦为头项痛。

按之至骨，脉气少者，腰脊痛而身有痹也。

张云：按之至骨，沉，阴胜也。脉气少者，气血衰也。正气衰而阴气盛，故为是病。

## 因形气以定诊

《汇辨》云：人之形体，各有不同，则脉之来去，因之亦异，不可执一说，以概病情也。何则，肥盛之人，气居于表，六脉常带浮洪；瘦小之人，气敛于中，六脉常带沉数；性急之人，五至方为平脉；性缓之人，四至便作热医。<sub>此句未妥，亦须合症而诊。</sub>身长之人，下指宜疏；身短之人，下指宜密。北方之人，每见实强；南方之人，恒多软弱。少壮之人，脉多大；老年之人，脉多虚。醉后之脉常数，饮后之脉常洪。室女尼姑多濡弱，婴儿之脉常七至。故经曰：形气相得者生，三五不调者死。更有说焉，肥盛人虽曰浮洪是其常，使肌肉过于坚厚，则其脉来，势不能直达于皮肤，反欲重按乃见，徒守浮洪之说，以轻手取之，则模糊细小，竟不能测；瘦小之人，虽曰沉数是其常，使肌肉过于浅薄，则其脉来，即呈于皮肤，反可浮取而知。性急之人，脉数是其常，当从容无事，亦近舒徐；性缓之人，脉迟是其常，值悾偬多冗，亦随急数。北人脉强是其常，或累世膏粱，或母系南产，亦未必无软弱之形；南人脉弱是其常，或先天禀足，或习耐劳苦，亦间有实强之状，少壮脉大是其常，夭促者多见虚细；老年脉虚是其常，期颐者更为沉实。室女尼姑，濡弱者是其常，或境遇优游，襟怀恬淡，脉来亦定冲和。婴儿气禀纯阳，急数者是其常；或质弱带寒，脉来亦多迟慢。以此类推，则人固有一定之形气，形气之中，又必随地转移，方能尽言外之妙也。

## 脉审阴阳顺逆

《平人气象论》有云：脉从阴阳，病易已；脉逆阴阳，病难已。

约注云：春夏洪大为顺，沉细为逆；秋冬沉细为顺，洪大为逆。男子左大为顺，女子右大为顺。凡外感症，阳病见阳脉为顺，阳病见阴脉为逆，阴病见阳脉亦为顺。内伤症，阳病见阳脉为顺，阳病见阴脉为逆，阴病见阴脉为顺，阴病见阳脉为逆也。

《灵枢·动输》篇云：阳病而阳脉，小者为逆；阴病而阴脉，大者为逆。

约注云：阳证脉宜浮大，小为阳证见阴脉；阴证脉

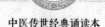

宜沉细，大为阴证见阳脉。

张路玉曰：阴阳，死生之大端，不出大、浮、数、动、滑为阳，沉、涩、弱、弦、微为阴之总纲。仲景言伤寒，阴病见阳脉者生，阳病见阴脉者死，可以推卒病之逆顺，亦可广诸病之死生。

孙对薇曰：阴根于阳，阳根于阴。表属阳，以活动为性体，而有静顺之阴在内；里属阴，以静顺为性体，而有活动之阳在中，乃相依倚也。若表脉惟散尖洪大，里脉惟蹇迟细小，乃阴阳不相和，各盛于本位。当收敛表阳，使根于内；温和里阴，使根于外。有表涩下，而里冲上者，在外为阳气不升，在内为阴火冲发；有表蹇涩，而里洪数者，此阴乘阳，阳乘阴也。又云：尖数在下，而不见平阔之体，此阳极也，当下之；平阔在上，而不见尖数之体，此阴胜也，当升之。

## 脉有五逆

《灵枢·玉版》篇云：诸病皆有逆顺。腹胀、身热、脉大，是一逆也。腹鸣而满，四肢清冷，泄，其脉大，是二逆也。衄而不止脉大，是三逆也皆为阴症见阳脉。

咳且溲小便血，脱形，其脉小劲小不宜劲，是四逆也。咳脱形，身热，脉小以疾（小不宜疾），是谓五逆也。如是者，不过十五日而死矣。其腹大胀，四末清，脱形泄甚，是一逆也。腹胀便血，其脉大时绝，是二逆也。咳上，溲血下，形肉脱外，脉搏内，是三逆也。呕血，胸满引背，脉小而疾虚而火盛，是四逆也。咳呕上，腹胀中，且餐泄下，其脉绝，是五逆也。如是者，不过一时而死矣。

《灵枢·五禁》篇曰：何谓五逆。热病脉静阳症见阴脉，汗已出，脉盛躁病不为汗衰，是一逆也。病泄，脉洪大，是二逆也。着痹不移，䐃肉破，身热，脉偏绝，是三逆也。淫而夺形，身热，色夭然白，及后下血衃凝血，血衃重笃，是四逆也。寒热夺形，脉坚搏真脏脉见，是谓五逆也。

## 四塞脉

《至真要大论》云：春不沉，夏不弦，冬不涩，秋不数，是谓四塞。

吴注云：言脉虽待时而至，若春至而全无冬脉，夏至而全无春脉，己虽专王，而早绝其母气，是五脏不相贯通也。

又曰：参见曰病，复见曰病，未去而去曰病，去而不去曰病。

吴注云：一部而参见诸部，此乘侮交至也。既见于本部，复见于他部，此淫气太过也。未去而去，为本气不足，来气有余；去而不去，为本气有余，来气不足。王注：复见，谓再见已衰、已死之气也。

## 脉贵有神

李东垣曰：脉之不病，其神不言，当自有也；脉既病，当求其中神之有与无焉。如六数七极，热也，脉中有力，即有神也。三迟二败，寒也，脉中有力，即有神也。热而有神，当泄其热，则神在焉；寒而有神，当去其寒，则神在矣。寒热之脉，无力无神，将何恃而泄热去寒乎。苟不知此，而遽泄之去之，将何依以生，所以十亡八九。故经曰：脉者，血气之先。血气者，人之神，可以不谨养乎？可不察其有无乎？

按：东垣此论，深达至理，但以有力二字言有神，恐不足尽有神之妙。王执中曰：有神者，有力中带光泽润滑也，于解进矣。萧子颙歌云：轻清稳厚肌肉里，不离中部象自然，则又有进焉。

## 脉贵有根

《难经》曰：上部有脉，下部无脉，其人当吐，不吐者死胸腹有物填塞，故吐之则愈，若无物可吐，则阴绝于下也。上部无脉，下部有脉，虽困无能为害。所以然者，人之有尺，譬如草之有根，枝叶虽枯槁，根本将自生。木有根本，人有元气，故知不死。

《八难》曰：寸口脉平而死者，何谓也？然诸十二经脉，皆系于生气之原，所谓生气之原者，谓十二经之根本也，谓肾间动气也，此五脏六腑之本，十二经脉之根，呼吸之门，三焦之原，一名守邪之神言其能建中立本，育气固形，使诸邪不能伤其身，守其内而卫其外者也，故云。故气者，人之根本也，根绝则茎叶枯矣。寸口脉平而死者，生气独绝于内也。

## 脉无根有二说

《汇辨》云：一以尺中为根。叔和云：寸关虽无，尺犹不绝，如此之流，何忧殒灭。盖因其有根也。若肾脉独败，是无根矣，安望其发生乎？一以沉候为根。经曰：诸浮脉无根者皆死，是为有表无里，孤阳不生，盖阴阳互为其根，使阴既绝矣，孤阳岂能独存乎？尺为肾部，而沉候之六脉，皆肾也滑氏曰：沉候亦肾肝之应，见前。要知两尺之无根，与沉取之无根，总属肾水涸绝，而无资始之原，宜乎病之重困矣。

## 浮中沉候五脏说

王宗正曰：诊脉之法，当从心肺俱浮，肝肾俱沉，脾在中州，则与叔和之守寸关尺，寄位以候五脏六腑之脉者，不大相径庭乎。岂知宗正亦从经文诸浮脉无根者皆死之句悟入，遂谓本乎天者亲上，本乎地者亲下，心肺居于至高之分，故应乎浮；肝肾处乎至阴之位，故应乎沉；脾胃在中，故以中候候之。然能与叔和之法，参而用之，正有相成之妙。

## 诊足脉 冲阳、太溪、太冲三脉

《汇辨》云：凡伤寒危迫，手脉难明，须察足脉。不知者竞相哗笑，予请陈其说焉。经曰：治病必求于本。本之为言，根也，源也。而本有先后天之辨，先天之本在肾，而太溪一穴，在足内踝后五分，跟骨上动脉陷中，此足少阴所注为腧地也；后天之本在脾，而冲阳一穴，在足跗上五寸，高骨间动脉，去陷谷二寸，此足阳明所过，为原之地也。诊太溪以察肾气之盛衰，诊冲阳以审胃气之有无，两脉既在，他脉可勿问也。妇人则又独重太冲者，太冲应肝，在足指本节后二寸陷中。盖肝者，东方木也，生物之始，又妇人主血，而肝为血海，此脉不衰，则生生之机，犹可望也。

## 脉以胃气为本

《玉机真藏论》云：脉弱以滑，是有胃气。

《终始篇》云：邪气来也，紧而疾；谷气来也，徐而和。是皆胃气之谓。

张景岳曰：大都脉代时宜，无太过，无不及，自有一种雍容和缓之状，便是胃气之脉。

《平人气象论》曰：春胃微弦曰平，弦多胃少曰肝病，但弦无胃曰死，胃而有毛曰秋病，毛甚曰今病。夏胃微钩曰平，钩多胃少曰心病，但钩无胃曰死，胃而有石曰冬病，石甚曰今病。长夏胃微软弱曰平，弱多胃少曰脾病，但代无胃曰死，软弱有石曰冬病，石甚曰今病。秋胃微毛曰平，毛多胃少曰肺病，但毛无胃曰死，毛而有弦曰春病，弦甚曰今病。冬胃微石曰平，石多胃少曰肾病，但石无胃曰死，石而有钩曰夏病，钩甚曰今病。秋病，至秋而病，以胃尚存。今病，即病也，无胃气故也，余仿此。

《玉机真藏论》云：胃者五脏之本。脏气不能自致于手太阴，必因于胃气，乃致于手太阴也。无胃者，非无胃也，邪夺之也，邪夺之，则胃不至，而真脏反至也。

凡脉缓而和匀，不浮不沉，不大不小，不疾不徐，不长不短，应手中和，意思欣欣，悠悠扬扬，难以名状者，此真胃气脉也。

盛启东曰：举按坚强，搏击有力，或微渺在骨，按不可得，胃气绝也。

朱改之曰：脉健旺者，按之柔和；微弱者，按之应指，便是胃气；合微弦微钩以观，自得之矣。

## 五脏平脉

心脉浮大而散，心合血脉，心随血脉而行，持脉如六菽之重，按至血脉而得者为浮；稍稍加力，脉道粗者为大，又稍加力，脉道阔濡者为散。肺脉浮涩而短，肺合皮毛，肺脉循皮毛而行，持脉如三菽之重，按至皮毛而得者为浮；稍稍加力，脉道不利为涩；又稍加力，不及本位曰短。肝脉弦而长，肝合筋，肝脉循筋而行，持脉如十二菽之重，按至筋，脉道如筝弦为弦；次稍加力，脉道迢迢者为长。脾脉缓而大，脾合肌肉，脾脉循肌肉而行，持脉如九菽之重，按至肌肉，如轻风微扬柳梢为缓；稍稍加力，脉道敦实者为大。肾脉沉而软滑，肾合骨，肾脉循骨而行，按至骨而得者为沉；次重按之，脉道无力为软；举指来疾流利者为滑。

滑伯仁曰：此五脏平脉，要须察之，久久成熟，一遇病脉，自然可晓。经曰：先识经脉，而后识病脉，此之谓也。

# 时　脉

《玉机真藏论》曰：春脉者肝也，东方木也，万物之所以始生也，其气来软弱轻虚而滑，端直以长，故曰弦，反此者病。其气来实而强，此为太过，病在外；其

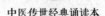

气来不实而微，此谓不及，病在中。太过则善怒，忽忽眩冒而巅疾；不及则胸痛引背，下则两胁胠满<sub>忽忽不爽也，</sub><sub>眩目视如转也，胠音区，腋下胁也。</sub>夏脉者心也，南方火也，万物之所以盛长也，其气来盛去衰，故曰钩，反此者病。其气来盛去亦盛，此为太过，病在外；其气来不盛，去反盛，此为不及，病在中。太过则身热肤痛，为浸淫；不及则烦心，上见咳唾，下为气泄。秋脉者肺也，西方金也，万物之所以收成也，其气来轻虚以浮，来急去散，故曰浮，反此者病。其气来毛而中央坚，两旁虚，此为太过，病在外；其气来毛而微，此为不及，病在中。太过则气逆而背痛；不及则喘，呼吸少气而咳，上气见血，下闻病音。冬脉者肾也，北方水也，万物之所以合藏也，其气来沉而搏，故曰营，反此者病。其气如弹石者，此为太过，病在外；其去如数者，此为不及，病在中。太过则解㑊脊脉痛而少气，不欲言；不及则心悬如病饥，眇中清，脊中痛，少腹满，小便变<sub>眇音渺，季胁</sub><sub>之下，挟脊两旁空软处。肾外当眇，故眇中清冷也，解㑊者，热不热，寒不</sub><sub>寒，壮不壮，弱不弱，即倦怠无力不欲食是也。</sub>脾脉者土也，孤脏以灌四旁者也，善者不可得见，恶者可见。其来如水之流者，此谓太过，病在外；如鸟之喙者，此谓不及，病在中。太过则四肢不举，不及则九窍不通。

张三锡曰：时脉者，谓春三月俱带弦，夏三月俱带洪，秋三月俱带浮，冬三月俱带沉。脏脉平，胃脉又应四时，乃无病者也，反此病矣。太过病在外，是外感邪气也；不及病在中，是内伤正气也。

张路玉曰：春脉弦，见于人迎，肝气自旺也。设反见于气口，又为土败木贼之兆，或左右关虽弦，而小弱不振，是土衰木萎，法当培土荣木。设用伐肝之剂，则脾土愈困矣。或肝病证剧，六部绝无弦脉，是脉不应病，亦不可治。举此以为诸脉之例，不独肝脏为然也。夏脉钩，见于左寸，包络之火自旺也，或并见于右寸，火乘金位也。脾脉缓，诸部皆缓，而关部独盛，中宫湿热也；诸部皆缓，寸口独滑，膈上有痰也；诸部皆缓，两尺独显弦状，岂非肝肾虚寒，不能生土之候乎。肺脉毛，昔人以浮涩而短为平脉，意谓多气少血，脉不能滑，不知独受营血之先，营行脉中之第一关隘，若肺不伤燥，必无短涩之理，即感秋燥之气，亦肺病耳，非肺气之本燥也。若诸部皆毛，寸口独不毛者，阳虚浊阴用事，兼挟痰气于上也。诸部不毛，气口独毛者，胃虚不能纳食，及为泄泻之征也。肾脉石，若诸脉不石，左寸独石者，水气凌心之象，右关独石者，沉寒伤胃之象也。

## 脉逆四时 此即克贼脉也

《玉机真藏论》曰：脉从四时，谓之可治；脉逆四时，为不可治。所谓逆四时者，春得肺脉，夏得肾脉，秋得心脉，冬得脾脉，其至皆悬绝沉涩者，名曰逆四时也。未有藏形。于春夏，而脉沉涩，秋冬而脉浮大，名曰逆四时也。王注：未有，谓未有藏脉之形状也。

春脉弦，得洪脉，至夏死；得涩脉，至秋死；得石脉，至冬死。以真脏之气先泄也。

丹源子曰：然必曰悬绝沉涩者，正见此等脉，与常脉迥别。故不悬绝者，不可遽云死也，且其死，亦有期。按：仲景云：二月得毛脉，至秋当死，是必待所胜者旺而后死也。又按：《平人气象论》所云，春胃而有毛，曰秋病，毛甚曰今病等云云，是又以春与秋互对，夏与冬互对，与此稍不同，而皆不曰死，亦谓其不悬绝也。学者再取其病证参之，益了然矣。大抵春夏忌沉涩，秋冬忌浮大，此其要耳。

## 五脏平病死脉《平人气象论》

平心脉来，累累如连珠，如循琅玕，曰心平，琅玕，音郎干，玉之有光似珠者，言盛满滑利也。夏以胃气为本，病心脉来，喘喘连属急促相仍，其中微曲曰心病；死心脉来，前曲后居轻取坚强不柔，重取牢实不动，如操带钩，曰心死。

平肺脉来，厌厌聂聂众苗齐秀之貌，如落榆荚，曰肺平浮薄而轻虚。秋以胃气为本，病肺脉来，不上不下往来涩滞，如循鸡羽，曰肺病；死肺脉来，如物之浮空虚无根，如风吹毛散乱无绪，曰肺死。

平肝脉来，软弱招犹迢迢也，如揭长竿末梢，曰肝平梢必柔软，即和缓弦长之义，春以胃气为本。病肝脉来，盈实而滑，如循长竿，曰肝病坚劲无梢之和缓；死肝脉来，急益劲，如新张弓弦，曰肝死。

平脾脉来，和柔相离，如鸡践地，曰脾平，长夏以胃气为本。病脾脉来，实而盈数，如鸡举足，曰脾病轻疾不缓；死脾脉来，锐坚如鸟之喙，如鸟之距，如屋之漏，如水之流，曰脾死。后二句，言点滴无伦，去而不返也。

平肾脉来，喘喘累累如钩，按之而坚，曰肾平，冬以胃气为本。病肾脉来，如引葛坚搏牵连，按之益坚，曰肾病；死肾脉来，发如夺索，辟辟音劈如弹石，曰肾死。按：《十五难》所载，平病死脉，与本经各有异同，学者当以本经为正。

## 脉有溢覆关格 此阴阳相乘之脉

《三难》曰：关之前，阳之动也，脉当九分而浮，过者法曰太过，减者法曰不及，遂上鱼为溢，为外关内格，此阴乘之脉也。关以后，阴之动也，脉当一寸而沉，过者法曰太过，减者法曰不及，遂入尺为覆，为内关外格，此阳乘之脉也，故曰覆溢，是其真脏之脉，人不病而死也。

庞安常曰：寸倍尺为溢脉，一名外关，关以上，外脉也，阴拒阳而出，名曰内格。自关以上，溢于鱼际，而关以后，脉伏行，阴壮乘阳，而阳竭则死，是寸口四倍于人迎。尺倍寸为覆脉，一名内关，关以下，内脉也，阳拒阴而入，名外格。自关以下，覆入尺泽，而关以前，脉伏行，阳亢乘阴，而阴竭亦死，是人迎四倍于寸口。

## 脉有伏匿

《二十难》曰：阴阳更相乘，更相伏也。脉居阴部，而反阳脉见者，为阳乘阴也。脉虽时沉涩而短，此谓阳中伏阴也。脉居阳部，而反阴脉见者，为阴乘阳也。脉虽时浮滑而长，此谓阴中伏阳也。

张注云：尺部而见阳脉，乃阳乘于阴。阳脉之中，虽时沉涩而短，此乃阳中伏阴。寸部而见阴脉，乃阴乘于阳也。阴脉之中，虽时浮滑而长，此乃阴中伏阳也。

## 禀赋脉

六阳脉，六部健旺；六阴脉，六部如丝。

仁斋曰：阳脉虽病寒常浮洪，阴脉虽病热常微细。

钱君颖曰：禀阳脏者，便燥，能饮冷，恶辛辣，不受补剂，畏热喜凉。禀阴脏者，便溏，喜饮热，饮冷即泻，喜辛辣，畏冷。

## 肥人脉沉瘦人脉浮

张三锡曰：人肥白，脉多沉弱而濡，或滑，以形盛气虚，多湿痰故耳。人黑瘦，脉多数疾，或弦，以阴水不足，火常盛故耳。

滑伯仁曰：男子尺脉常弱，女子尺脉常盛。

朱丹溪曰：男子寸盛而尺弱，女子尺盛而寸弱。

参黄子曰：男子以阳为主，女子以阴为主也。

吴鹤皋曰：神气充实，一手或两手脉上鱼际必寿，素无此脉，一旦见者，阴乘阳也，为逆气喘息。

## 反关脉

《内经》曰：脾脉外鼓沉为肠澼，久自已。胃脉外鼓大为疬，偏枯。

王启玄注云：外鼓，谓不当尺寸而鼓击于臂外。

邹丹源曰：此即反关脉，谓其不行于关上，而见于关外，故曰反关也。其部位取法，亦与正同，然有两手俱反者，有只一手反者。《内经》此节，特脾胃一部之主法，若心肺肝肾，亦可以三隅反矣。然溯其所自，亦不外乎肺朝百脉之义，但其所致，必有所由，或赋形之初，偶有感变，而致脉道易位者，此先天之变也，或形生之后，因惊扑，因病药，而脉道外走者，此后天之失也。

附记：孙兆诊开宝寺僧，左手无脉，乃转左臂上得之，而息至如常。孙曰：意是少年时，曾有惊扑，震动心神，故脉道外移，则不能复，今气血已定，自不复归，非有病也。僧曰：然，某襁褓时，两受扑，皆几死，今宜脉之失道，非有疾也。闻公神于医，聊试耳。

# 反诊脉

《脉经》曰：寸口脉沉着骨，反仰其手，乃得之，此肾脉也，动苦少腹痛，腰体瘘，癫疾。刺肾俞入七分，又刺阴维入五分。

慎庵按：此乃反诊之脉，非反关也。反仰其手，谓仰医者之手，非仰病人之手也。古人诊病，必仰病人之手而诊，医者覆其手以候，惟反诊异是，覆其病人之手，医者乃仰手而取，则得其脉矣。此外惟南北二政之岁，三阴司天在泉，尺寸有不应者，反其诊则见矣。不应者，脉极沉不应诊也，覆病人手诊之，则脉见，非无脉也，舍此之外，无覆手之诊。南北政不应之诊，附见于后。

## 南北政司天在泉不应之诊

《汇辨》云：南北二政，其面不同，司天在泉，移位相从。甲己之岁，是为南政。三阴司天，则寸不应；三阴在泉，则尺不应。乙庚、丙辛、丁壬、戊癸，斯八岁者，皆曰北政。三阴司天，则尺不应；三阴在泉，则寸不应。南政之岁，厥阴司天，则右不应；太阴司天，则左不应。北政之岁，厥阴在泉，则右不应；太阴在泉，则左不应；不应之位，皆少阴也。诸部不应，反诊较之。

不应之脉，皆在两寸两尺，一为手少阴心经，一为足少阴肾经也。凡南政之应在寸者，则北政应在尺；北政之应在寸者，则南政应在尺。值此不应之脉，乃岁运合宜，命曰天和之脉，不必求治，若误治之，反伐天和矣。

## 不应有尺寸反左右交

尺当不应，而反浮大；寸当浮大，而反沉细；寸当不应，而反浮大；尺当浮大，而反沉细，是为尺寸反者，死。

右当不应，而反浮大；左当浮大，而反沉细；左当不应，而反浮大；右当浮大，而反沉细，是谓左右交者，死。

## 外感辨风寒风热凭证略脉说

张路玉曰：肥人肌肉丰厚，胃气沉潜，纵受风寒，未得即见表脉，但须辨证。设鼻塞声重，涕唾稠黏，风寒所伤也。若鼻塞声重，而屡咳痰不即应，极力咯之，乃得一线黏痰，甚则咽肿者，乃风热也。以肥人肌气充盛，风邪急切难入，因其内多湿痰，故伤热最易，否则形盛气虚，色白肉松，肌腠不实之故，不可以此胶执也。瘦人肌肉浅薄，胃气外泄，即发热头痛，脉浮数，多属于火；但以头之时痛时止，热之忽重忽轻，又为阴虚火扰之故也。惟发热头痛，无间昼夜，不分轻重，人迎浮盛者，方是外感之病。亦有表邪挟内火，虽发热头痛，不分昼夜、轻重，而烦躁口渴，卧寐不宁，皆邪火烁阴之候，惟宜辛凉发散，又当顾虑其阴。独形瘦气虚，颜白唇鲜，卫气不固者，最易伤风，却无内火之患矣。

## 脉有五邪 虚实贼微邪是也

《难经》曰：从前来者为实邪，从后来者为虚邪，从所不胜来者为贼邪，从所胜来者为微邪，自病者为正邪。

春肝木王，其脉弦细而长，名曰肝脉也。反得浮涩而短者，是肺之乘肝，金之克木，为贼邪，大逆，十死不治。反得洪大而散者，是心之乘肝，子之扶母，为实邪。虽病自愈，反得沉濡而滑者，是肾之乘肝，母之归子，为虚邪，虽病易治。反得大而缓者，是脾之乘肝，土之凌木，为微邪，虽病即瘥。余四脏俱依此而推，不必重录其文。

按：我生，是将来，故在前而实；生我，是退气，故在后而虚。克我，则为贼；我克，则为微也。

## 诊新病久病脉法

《内经》曰：脉小弱以涩者，谓之久病；脉浮滑而病者，谓之新病。再以望诊中合色脉一条，参究得详矣。

# 卷之五　切诊二

乌程林之翰宪百父（别字慎庵）　纂述

## 病分新久易治难治不治

张路玉曰：盛启东以新病死生，系右手关脉；宿病死生，主左手关尺。盖新病谷气犹存，胃脉自应和缓，即因邪鼓大，因虚减小，然须至数分明，按之有力，不至浊乱，再参语言清爽，饮食知味，胃气无伤，虽剧可治。如脉至浊乱，至数不分明，神昏语错，病气不安，此为神识无主，苟非大邪瞑眩，岂宜见此乎。新病而一时形脱者死；不语者，亦死；口开眼合，手撒遗尿者，俱不可治。新病虽各部形脱，中部独存者，是为胃气，治之必愈。久病而左关尺软弱，按之有神，可卜精血之未艾，他部虽危，治之可生。若尺中弦紧急数，按之搏指，或细小脱绝者，法在不治，缘病久胃气向衰，又当求其尺脉，为先天之根气也。启东又云：诊得浮脉，要尺有力，为先天肾水可恃，发表无虞；诊得沉脉，要右关有力，为后天脾胃可凭，攻下无虞，与前说互相发明。

又曰：诊客邪暴病，应指浮象可证，若虚羸久病，当以根气为本。如下指浮大，按久索然者，正气大虚之象，无问暴病久病，虽证显灼热烦扰，皆正衰不能自主，随虚阳发露于外也。下指濡软，久按搏指，里病表和之象，非脏气受伤，则坚积内伏，不可以脉沉，误认虚寒也。下指微弦，按久和缓者，久病向安之象，气血虽殆，而脏气未败也。然多有证变多端，而脉渐小弱，指下微和，似有可愈之机者，此元气与病气俱脱，反无病象发见，乃脉不应病之候，非小则病退之比。大抵病脉，初下指虽见乏力，或弦细不和，按至十余至渐和者，必能收功；若下指和，按久微涩不能应指，或渐觉弦硬者，必难收效。设病虽牵缠，而饮食渐进，便溺自调，又为胃气渐复之兆。

经云：安谷者昌，浆粥入胃，则虚者活，此之谓也。此条与前察神气条参看。

## 脉无胃气

经曰：脉实以坚，谓之益甚。又云：人绝水谷则死，脉无胃气亦死。所谓无胃气者，但得真脏脉，不得胃气也。所谓脉不得胃气者，肝不弦，肾不石也。<sup>肝肾无</sup>气不弦石，与真脏无胃气等耳。余三脏亦然，皆不治。

# 无 脉

久病无脉，气绝者死。暴病无脉，气郁可治。伤寒痛风，痰积经闭，忧惊折伤，关格吐利，气运不应，斯皆勿虑。

汪子良曰：伤寒头痛发热，一手或两手无脉，此寒邪在表，不得发越之故，必邪汗也，当攻之。丹溪治一妇病疟，食少，经不行已三月，诊之无脉，作虚治，觇其梳洗言动如常，始悟经不行，非无血，痰所碍也；脉无，非气血衰，乃积痰生热，结伏其痰耳，当作实热治，与三黄丸，旬日食进，脉出，带微弦，谓胃气全，不药疟自愈，而经自行，令淡滋味果应。有因经滞者，脉法所谓寸关如故，尺脉绝者，此月不利也。一人丧妻，右手全无，后忧释脉出。经云：忧伤肺也。一人一手无脉，因询知打伤所致。古人治一人吐逆，二便不利，厥冷无脉，与大承气二剂，大便通，脉出安。一疫病，面赤，舌白苔，小便数，大便秘，身如芒刺，六脉俱无，此欲作斑之候，投升麻葛根汤合生脉散，一服斑出，六脉见而安。有内伤，右关弱甚，则隐而不见者。有中寒而脉无者，葱熨并灸气海。此无脉而皆有可生之机，宜致思焉。

慎庵按：凡大吐后，有脉伏二三日不出者。有大痛后，气血凝滞，脉道壅阻而不出者。吐止痛安，而脉自出，不可因其脉无，而遽断为死证也。

# 祟 脉

仁斋曰：祟家面色黯惨，脉乍大乍小，乍有乍无。又云：祟家或邪视如淫，脉错杂不伦，或刮快暴至，或沉伏，或双弦，或钩啄，或衮运，或横格，或促散，或尺部大于寸关，或关部大于尺寸，是皆染祟得之。刮快钩啄，多见于脾。洪运衮衮，多见于肝。横格促散，多见于心肺。大抵祟家，心脉洪散，肝脉洪盛，尤可验焉。盖心藏神，肝藏魂，心虚，则惊惕昏迷，神不守舍，而邪气得以入其魂耳。

皇甫氏曰：初病便谵语，六部无脉，然切大指之下，寸口之上，却有动脉，谓之鬼脉。

李氏曰：脉息迟伏，或为鸟啄，或绵绵不知度数，而颜色不变，皆鬼邪为病也。其状不欲见人，如有对晤，时独言笑，或向隅悲泣，是也。

《图说》曰：凡鬼祟附着之脉，两手乍长乍短，乍密乍疏，乍沉乍浮。阳邪来见，脉则浮洪；阴邪来见，脉则沉紧。鬼疰客忤，三部皆滑。洪大嫋嫋，沉沉泽泽，或沉而不至寸，或三部皆紧急，但与病症不相应者，皆五尸、鬼邪、遁尸、尸疰之所为也。

吕沧州治女子之不月如娠者曰：面色乍赤、乍白者，愧也；脉来乍大、乍小者，祟也；非有异梦，则灵鬼所凭耳，与桃仁煎，下虾血如豚肝状六七枚，俱有窍如鱼，而愈。

## 痰证似祟脉

王隐君曰：病势消烁殆尽，气不能相续，脉动无常，固名死证。其或痰凝气滞，关格不通，则脉亦有不动者，有两三路乱动，时有时无者，或尺寸一有一无者，或关脉绝不见者，有素禀痰气不时而然者，有僵仆暴中而然者，皆非死脉也。

慎庵按：先哲云：怪证之为痰。从怪字而推，则痰证之类祟，明矣。况痰脉无常，亦类祟脉，因脉症之形似，人多误治而不觉。丹溪云：血气者，身之神也。神既衰乏，邪因而入，理或有之。若夫气血既亏，痰客中焦，妨碍升降，不得运用，以致十二官俱失其职，视听言动，皆有虚妄，以邪治之，焉能愈病。以愚视之，不但不能愈，因而误治致毙，亦复不少，就丹溪治金氏妇一案可知矣。脉证既已雷同，下手从何辨识，此等关头，神而明之，存乎其人，正难以语言道也。

# 怪　脉

弹石脉，按举劈劈然，如指弹石。雀啄脉，如雀啄食，连三五至忽止，良久复来。屋漏脉，如残漏，良久一滴。虾游脉，始则冉冉不动，沉时忽一浮。解索脉，指下散乱无次第。鱼翔脉，其脉本不动，而末强摇。釜沸脉，如釜中水，火燃而沸，有出有入。

薛氏曰：雀啄诸脉，若因药克伐所致，急投大补，多有复生者。

# 真脏脉

《玉机真脏论》曰：真肝脉至，中外急如循刀刃，责责然，如按琴瑟弦细急坚搏，色青白金克木也不泽，毛折皮毛得血气而充，毛折则精气败矣，下四脏俱有此一句，因其义同，删去。而死。

真心脉至，坚而搏，如循薏苡子，累累然短实坚强，色赤黑不泽。水克火也。

真肺脉至，大而虚，如以毛羽中人肤浮虚无力之甚，色白赤不泽。火克金也。

真肾脉至，搏而绝，如指弹石，劈劈然沉而坚也，色黑黄不泽。土克水也。

真脾脉至，弱而乍数乍疏和缓之气全无，色黄青不泽。木克土也。

急虚身中卒至，五脏绝闭，脉道不通，气不往来，譬于堕溺，不可为期，其脉绝不来。若人一息五六至，其形肉不脱，真脏虽不见，犹死也。

《阴阳别论》云：凡持真脉之脏脉者，肝至悬绝急，十八日死悬绝急者，全失和平，而弦搏异常也，十八日，为木金成数之余，金胜木而死也。心至悬绝，九日死为火水生成数之余，水胜火也。肺至悬绝，十二日死为金火生成数之余，火胜金也。

肾至悬绝，七日死为水土生成数之余，土胜水也。脾至悬绝，四日死。为木生数之余，木胜土也，凡此皆不胜克贼之气，故真脏独见者，气败而危矣。

《平人气象论》曰：肝见庚辛死，心见壬癸死，脾见甲乙死，肺见丙丁死，肾见戊己死，是为真脏见，皆死。此言真脏脉见者，遇克贼之日而死。

## 阴阳绝脉

《脉经》云：尺脉上不至关，为阴绝；寸脉下不至关，为阳绝；阴绝而阳微，死不治。若计其余命死生之期，以月节克之也。

## 行尸内虚脉

仲景曰：脉病人不病，名曰行尸，以无王气，卒眩仆不识人则死。人病脉不病，名曰内虚，以有正气，虽病无苦。

## 脉证不相应从脉从证论

脉结伏者，内无积聚，脉浮结者，外无痼疾。有结聚者，脉不结伏；有痼疾者，脉不浮结，为脉不应病，病不应脉，是为死候。《难经》。六淫之邪，初起脉宜洪大数实，若微小伏匿无力，是正气虚而相反，轻病必重，重病必死。久病产后溃疡，宜微小迟缓，若洪数为相反，中有胃气犹可救，否则危。三锡。有舍症从脉，有舍脉从症；有从一分脉，二分证者；有从一分证，二分脉者；有清高贵人，两手无脉者；有左小右大，右小左大者，概从症治。

## 方宜脉

吴鹤皋曰：中原之地，四时异气，居民之脉，亦因时异。春弦、夏洪、秋毛、冬石。脉与时违，皆名曰病。东夷之地，四时皆春，其气暄和，民脉多缓；南夷之地，终年皆夏，其气炎蒸，民脉多大；西夷之地，终年皆秋，其气清肃，民脉多劲；北夷之地，终年皆冬，其气凛冽，民脉多石。东南卑湿，其脉软缓。居于高巅，亦西北也，西北高燥，其脉刚劲。居于污泽，亦东南也。南人北脉，所禀必刚；北人南脉，所禀必柔。东南不同，亦可类剖。《内经》曰：至高之地，冬气常在；至下之地，春气常存。

# 脉分男女

《难经》曰：脉有逆顺，男女有恒而反者，何谓也？然：男子生于寅，寅为木，阳也；女子生于申，申为金，阴也。故男脉在关上，女脉在关下，是以男子尺脉恒弱，女子尺脉恒盛，是其常也。反者，男得女脉，女得男脉也。男得女脉为不足，病在内。左得之，病在左；右得之，病在右，随脉言之也。女得男脉为太过，病在四肢。左得之，病在左；右得之，病在右，随脉言之，此之谓也。

邹丹源曰：按寅申之说，他书无考，推越人之意，倘亦以男为阳为火，而火生在寅；女为阴为水，而水生在申云耳。火炎上，故盛在关上；水流下，故盛在关下也。男得女脉者，谓尺盛而寸弱，此不足之明征，人所知也。女得男脉者，谓寸盛而尺弱，此为太过，解者纷纷，殊不知病在四肢，非病在外之说也。盖男子血虚则尺盛，女子气郁则寸盛，男子血虚则脏气衰，女子气郁则四肢烦热而不举也。其曰，在左在右者，左则心肝肾之经，右则肺脾三焦之经也。又云：按诊法，诊男者先左，诊女者先右。非男女经脉有别也，从其阴阳，以察其盛衰也。

# 脉以左右分阴阳气血说

《千金翼》曰：凡妇人脉，常欲濡弱于丈夫，男左大为顺，女右大为顺。<sub>此以左右分阴阳也。</sub>

朱丹溪云：肺主气，其脉居右寸，脾胃命门三焦，各以气为变化运用，故皆附焉。心主血，其脉居左寸，肝胆肾膀胱，皆精血之隧道箓库，故皆附焉。男以气成胎，则气为之主；女挟血成胎，则血为之主。男子病，右脉充于左者，有胃气也，病虽重可治；女子病，左脉充于右者，有胃气也，病虽重可治。反此者，虚之甚也。

丹源子曰：《千金》以左右分阴阳，此指男女无病时言也。丹溪以左右分气血，以男女病重后言也。然胃气二字，两手皆宜体察，诊当《难经》为正耳。

又按：李梴云：老喜反，脉当细濡涩。注云：男年八八喜尺旺，女年七七喜寸旺。细濡涩多寿，弦洪紧多病。推其意，以为男老气虚，细濡宜在寸；女老血虚，细濡宜在尺耳。然以为多寿而喜之，恐亦不然。老人之脉，以和长为吉，反之一字，终非正论，聊见于此，不另立条。

## 假阴假阳脉

《至真要大论》曰：脉至而从，按之不鼓，诸阳皆然。诸阴之反者，脉至而从，按之鼓甚而盛也，逆取而得，治之法也。王启玄曰：病热而脉数，按之不鼓动，乃寒甚，格阳而致之，非热也。形证是寒，按之而脉气鼓击于手下盛者，此为热甚，拒阴而生病，非寒也。寒甚格阳，治热以热；热甚拒阴，治寒以寒，外虽用逆，中乃顺也，此逆乃正顺也。若寒格阳而治以寒，热拒阴而治以热，外则虽顺，中乃逆也，故方若顺，是逆也。

储种山曰：凡病寒热，当以迟数为标，虚实为本。且如热症见数脉，按之不鼓而虚者，为元气不足，虚火游行于外，此非真热，乃假热也，作不足治之。如诊而实，方为真也。且如寒证见迟脉，诊之鼓击而实，为邪火伏匿于中，亦非真寒，乃假寒也，当作有余治之，如诊而虚，方是真寒。此语更明而且畅矣，此阴证似阳，阳证似阴之脉，故曰假阴假阳脉也。

## 奇经八脉

《汇辨》云：奇经者，在十二经脉之外，无脏腑与之配偶，故曰奇。夫脏腑之脉，寸关尺有定位，浮中沉有定体，弦钩毛石有定形。此则另为一脉，形状固异，而隧道亦殊，病证不同，而诊治自别。

李时珍云：八脉不拘制于十二经，正经之脉隆盛，则溢于奇经，故秦越人比之天雨降下，沟渠溢满，霶沛妄行，流于河泽。阳维主一身之表，阴维主一身之里，以乾坤言也。阳跷主一身左右之阳，阴跷主一身左右之阴，以东西言也。督主身后之阳，任冲主身前之阴，以南北言也。带脉横束诸脉，以六合言也。

〔经论〕督脉　尺寸中央，三部俱浮，直上直下。

〔经脉〕张洁古曰：督者都也，为阳脉之都纲。《内经》曰：督脉起于下极之腧，并于脊里，上至风府，入脑上巅，循额，至鼻柱，极于上齿缝中龈交穴。

〔主病〕为外感风寒之邪王叔和，为腰脊强痛，不得俯仰，大人癫病，小儿风痫。《内经》谓实则脊强反折，虚则头痛。寸关尺三部皆浮，且直上直下者，为弦长之象，故主外邪。

〔经论〕任脉　寸口脉紧细实长至关。又曰：寸口边丸丸。

〔经脉〕任者，妊也，为阴脉之海也。《内经》谓任脉起于中极之下，循腹里，由关元，上咽，至承浆，下龈交，极目，下承泣穴，为阴脉之都纲也。

〔主病〕男子内结七疝，女子带下瘕聚，王叔和为少腹绕脐，下引阴中痛。又曰：若腹中有气，如指上抢心，不得俯仰，拘急，又紧细实长者，中寒而气结也。寸口丸丸，即动脉也，状如豆粒，厥厥动摇，故主气上冲心也。

〔经论〕冲脉　尺寸中央俱牢，直上直下。牢脉似沉似伏，实大而长，微弦，乃三部之脉皆沉有力，直上直下，弦实之象也。

〔经脉〕冲脉起于气街(在少腹毛中两旁各二寸)，挟脐左右上行，至胸中而散，为十二经之根本，故称经脉之海，亦称血海。

〔主病〕《灵枢》曰：冲脉血盛，则渗灌皮肤，生毫毛。女子数脱血，不荣其口唇，故髭须不生。宦者去其宗筋，伤其冲脉，故须亦不生。越人曰：冲脉为病，逆气而里急。东垣曰：凡逆气上冲，或兼里急，或作躁热，皆冲脉逆也，宜补中益气汤，加知、柏。王叔和曰：冲脉用事，则十二经不复朝于寸口，其人若恍惚狂痴。冲脉与督脉无异，但督脉浮，而冲脉沉耳。

〔经论〕阳跷脉 寸部左右弹。

〔经脉〕阳跷脉起于足跟中，上外踝，循胁上肩，夹口吻至目，极于耳后风池穴。

〔主病〕越人曰：阳跷为病，阴缓而阳急。王叔和注曰：当从外踝以上急，内踝以上缓。又曰：寸口脉前部，左右弹者，阳跷也，苦腰背痛，癫痫僵仆，恶风偏枯，痿痹体强。左右弹，即紧脉之象。

〔经论〕阴跷脉 尺部左右弹。

〔经脉〕阴跷脉起于足跟，上内踝，循阴上胸，至咽，极于目内眦睛明穴。

〔主病〕越人曰：阴跷为病，阳缓而阴急。叔和注曰：当从内踝以上急，外踝以上缓。又曰：寸口脉后部，左右弹者，阴跷也，苦癫痫寒热，皮肤淫痹，少腹痛里急，腰及髋髎下连阴痛，男子阴疝，女子漏下。张洁古云：跷者，捷疾也。二跷之脉，起于足，使人跷疾也。阳跷在肌肉之上，阳脉所行，通贯六腑，主持诸表；阴跷在肌肉之下，阴脉所行，通贯五脏，主持诸里。

〔经论〕带脉 关脉左右弹。

〔经脉〕带脉起于季胁，周围一周，如束带然。

〔主病〕越人曰：带之为病，腹满，腰溶溶如坐水中溶溶，缓纵之貌。《明堂》曰：女人少腹痛，里急，瘕疚，月事不调，赤白带下。杨氏曰：带脉总束诸脉，使不妄行，如人束带而前垂，此脉若固，即无带下漏经之症矣。

〔经论〕阴维脉　尺外斜上至寸。（斜上者，不由正位而上，斜向大指，名曰尺外斜，小指名曰尺内。）

叔和曰：寸口脉从少阳斜至厥阴，是阴维脉也。

〔经脉〕阴维起于诸阴之交，发于内踝上五寸，循股入小腹，循胁上胸，至顶前而终。

〔主病〕叔和曰：动苦癫痫，僵仆羊鸣，又苦僵仆失音，肌肉痹痒，应时自发，汗出恶风，身洗洗然也，取阳白、金门、仆参。又曰：阴维脉沉大而实者，主胸中痛，胁下支满，心痛；脉如贯珠者，男子两胁下实，腰中痛，女子阴中痛，如有疮状。金门、仆参，足太阳经穴。阳白，足少阳经穴。

〔经论〕阳维脉　尺内斜上至寸。叔和曰：寸口脉从少阴斜至太阳，是阳维脉也。或言从右手手少阳三焦，斜至寸上手厥阴心包之位，为阴维。从左手足少肾，斜至寸上手太阳小肠之位，为阳维也。

〔经脉〕阳维脉起于诸阳之会，发于足外踝下一寸五分，循膝上髀厌，抵少腹，循头入耳，至本神而止。

〔主病〕叔和曰：动苦肌肉痹痒，皮肤痛，下部不仁，汗出而寒，又苦颠仆羊鸣，手足相引，甚者失音不能言，宜取客主人。洁古云：卫为阳，主表。阳维受邪，为病在表，故苦寒热。营为阴，主里。阴维受邪，为病在里，故苦心痛。阴阳相维，则营卫和谐；营卫不谐，则怅然失志，不能自收持矣。

## 《内经》脉决死期

《素问·大奇论》：脉至浮合，浮合如数，一息十至以上，是经气予不足也。微见，九、十日死。浮合者，如浮浪之合，后以催前，数数而来，一息之间，遂有十至以上之脉，是十二经脉之气，五脏之精气，皆衰夺极尽。微见，初见也。始见此脉，其死仅在九日与十日之间耳。盖肺主元气，其成数在九，脾主五脏，其成数在十也。予与同。

脉至如火薪然，是心精之予夺也。草干而死。脉来如火薪之然，乃洪大无根、无神之脉，是邪气热极，心精被夺。夏为火令，犹尚未绝，至秋尽冬初，草干之候，寒水令行，心火受克而死。

脉至如散叶，是肝气予虚也。木叶落而死。散叶者，飘浮无根之状。肝本大虚，木遇金而负，遇秋而凋，故深秋而死也。

脉至如省客，省客者，脉塞而鼓，是肾气予不足也。悬去枣华而死。马玄台曰：省客者，暂去暂来也。正以脉本闭塞，而复有鼓击于指之时，是肾气全衰，本源亏极，鼓不常鼓，而闭塞自如也。枣华之候，木衰火旺，水安胜之，故曰悬去枣华而死也。悬去，犹俗云虚度也。李士林曰：省者，禁也。故天子以禁中为省中。塞者，沉而不利也。鼓者，搏而有力也。伏藏于内，而鼓搏，正如禁宾客而不见，独居于内而恣肆也，故曰如省客也，是肾气不宁之故也。枣华去，则当长夏也，土旺水败，肾虚者不能支也。二者之论，从李氏为妥。

脉至如丸泥，是胃精予不足也。榆荚落而死。丸形圆，而泥性轻，脉来如珠转动，浮涩而无根，则中和胃气已夺，至秋冬之交，而榆荚始落之候，乃木令方张，来侮胃衰之土而死矣。

脉至如横格，是胆气予不足也。禾熟而死。横格者，如横木之格在指下，且长且坚，真脏脉见，禾熟秋深，金令肆行，木被克败而死矣。

脉至如弦缕，是胞精予不足也。病善言，下霜而死；不言，可治。弦缕者，如弓弦之急，如缕之细也。胞者，心胞络也。言者，心声也。火过极而神明无以自持，则多言不休也。夫脉急细，则反其洪大之常，善言则丧其神明之守，方霜下而水令权，火当绝矣。

脉至如交漆，交漆者，左右旁至也。微见，三十日死。交漆者，以漆绞去其渣也。脉来如绞漆之状，是左右旁至，有降无升，有出无入，大小不匀，前盛后虚也。脏腑衰夺，阴阳乖乱，初见此脉，必期其三十日而死，盖月魄之生死，以三十日为盈虚故也。

脉至如涌泉，浮鼓肌中，太阳气予不足也，少气。味韭英而死。涌泉者，有升无降，有出无入，势甚汹涌，莫能遏御也。脉来浮鼓于肌肉之上，而乖违其就下之常，膀胱衰竭，阴精不能上奉，故少气耳。韭英初发，木令当权，则水官谢事矣，故死。

脉至如颓土之状，按之不得，是肌气予不足也，五色先见黑白，垒发而死。颓土者，颓败之土也，虚而无根，按之全无也。肌气，即脾气，脾主肌肉也，黑为水色，土虚而水无所畏，反来乘之也。垒即蔂，即蓬藟也。藟有多种，而白者发于春，当木旺之时，土安得而不败乎。

脉至如悬雍，悬雍者，浮揣切之益大，是十二俞之予不足也。水凝而死。悬雍者，乃喉间下垂之肉，音声之机也。脉来如悬雍，浮揣切之益大，即知重按之必空矣，是孤阳亢极之象也。十二俞在背，即五脏六腑十二经之所系也，水凝如冰，乃阴盛之候，而孤阳安有不绝乎。

脉至如偃刀，偃刀者，浮之小急，按之坚大急，五脏菀热，寒热独并于肾也。其人不得坐，立春而死。浮之小急，如刀口也。按之坚大且急，如刀背也。菀者，积结也。五脏精衰而结热，故发寒热也。阳王则阴消，故独并于肾也。腰者肾之府，肾虚则不能起坐。迨立春阳气用事，阴日衰而死矣。马玄台谓此脉当见于尺部。吴鹤皋谓不得坐，臀肉消也。

脉至如丸，滑不直手，不直手者，按之不可得也，是大肠气予不足也。枣叶生而死。脉至如丸之滑，其实有形，今圆活不直手，似乎无形也，大肠庚金之精气已败，而将脱之兆，新夏枣叶初生，火旺之候而死矣。

脉至如华者，令人善恐，不欲坐卧，行立常听，是小肠气予不足也。季秋而死。华者，草木之花也，在枝叶而不在根，乃轻浮虚而脱神也。小肠之气，通于心经，小肠不足，故心痛善恐，不欲坐卧者，心神怯而不宁也。行立常听者，恐惧之心生疑耳，丙火墓于戌，故当季秋而死也。

# 仲景脉法

寸口卫气盛，名曰高。高者，自尺内上溢于寸，指下涌涌，既浮且大，而按之不衰，以卫出下焦，行胃上口，至手太阴，故寸口盛满，因名曰高；荣气盛，名曰章。章者，自筋骨外显于关，应指遍遍，既动且滑，而按之益坚，以营出中焦，亦并胃口而出上焦，故寸实满，因目曰章；高章相搏，名曰纲。纲者，高章兼该之象，故为相搏，搏则邪正交攻，脉来数盛，直以纲字揭之；卫气弱，名曰惵。惵者，寸口微濡，而按之软弱，举指瞥瞥，似数而仍力微，以卫气主表，表虚不能胜邪，故有似乎心中怵惕之状，因以惵字喻之，惵音牒，恐惧貌；荣气弱，名曰卑。卑者，诸脉皆不应指，常兼沉涩之形，而按之隐隐，似伏而且涩、难，以营气主里，里虚则阳气不振，故脉不显，有似妾妇之卑屑，不能自主，故以卑字譬之；慄卑相搏，名曰损。损者，慄卑交参之谓，故谓相搏之则邪正俱殆，脉转衰微，直以损字呼之。

张璐曰：纲者，诸邪有余之纲领；损者，诸虚渐积之损伤。高章卑慄四字，体贴营卫之盛衰，虽六者并举，而其所主，实在纲损二脉也。

## 仲景辨脉体状

脉蔼蔼如车盖者，名曰阳结也。蔼蔼如车盖者，大而厌厌聂聂也，为阳气都结于外，不与阴气和杂也。宇泰：车盖，言浮大，即浮数之阳结也；脉累累如循长竿者，名曰阴结也。累累如循长竿者，连连而强直也，为阴气都结于内，不与阳气和杂也。宇泰：长竿者，弦紧也，即沉迟之阴结也。脉瞥瞥如羹上肥者，阳气微也。轻浮而主阳微也；脉萦萦如蜘蛛丝者，阳气衰也。萦萦，滞也，若萦萦惹惹之不利也。如蜘蛛丝者，至细也。微为阳微，细为阳衰。《内经》曰：细则气少，故以至细为阳衰。宇泰：萦萦，收卷也，有回旋之义。脉绵绵如泻漆之绝者，亡其血也。绵绵，连绵而软也。泻漆之绝者，前大后小也。脉阳气前至，阴气后至，故脉前为阳气，脉后为阴气，前大后细，则阳气有余，阴气不足，故知为亡血。

## 残贼脉

师曰，脉有弦、紧、浮、滑、沉、涩，此六脉名曰残贼，能为诸脉作病也。

程郊倩曰：残贼，乃暴虐之名，脉中有此，当属实邪，然亦有辩。残则明伤，作病于暴，属实者多；贼则暗袭，作病于渐，属虚者半。弦、紧、浮、滑、沉、涩六者，不论何部，脉中兼见此脉，辄防邪至，凡伤寒疟痢之类，种种皆是，在虚人尤为可虑。

## 厥脉

张仲景曰：伤寒脉，阴阳俱紧，恶寒发热，则脉欲厥。厥者，脉初大，渐渐小，更来渐渐大，是其候也。如此脉，恶寒甚者，翕翕汗出，喉中痛。热多者，目赤脉多，睛不慧。医复发之，咽中则伤；若复下之，则两目闭。寒多者，便清谷。热者，便脓血。若熏之，则身发黄；若熨之，则咽燥；若小便利者，可救之；小便难者，为危殆。成无己曰：此太阳少阴俱感邪也。此节，脉书多不见收，岂其不当有耶，附此以俟讲究。

## 损至脉法

《十四难经》曰：脉有损至，何谓也？然至之脉，一呼再至曰平，三至曰离经，四至曰夺精，五至曰死，六至曰命绝，此至之脉也。何谓损，一呼一至曰离经，二呼一至曰夺精，三呼一至曰死，四呼一至曰命绝，此损之脉也。至脉从下上，损脉从上下也。损脉之为病，一损损于皮毛，皮聚而毛落；二损损于血脉，血脉虚少，不能荣于五脏六腑；三损损于肌肉，肌肉消瘦，饮食不为肌肤；四损损于筋，筋缓不能自收持；五损损于骨，骨痿不能起于床。反此者，至脉之病也，从上下者，骨痿不能起于床者死；从上下者，皮聚而毛落者死。治损之法奈何？曰：损其肺者，益其气；损其心者，调其荣卫；损其脾者，调其饮食；损其肝者，缓其中；损其肾者，益其精。此治损之法也。

马氏曰：损脉之病，自肺而之肾。至脉之病，自肾而之肺也。又曰：言治损之法，而治至之法可推。

邹丹源曰：损至之脉，即迟数之甚者也。《难经》此节，既详明矣。乃其后，又有伤热中雾露之说，而且极之五至六至，而且曰一呼五至，一吸五至，其人当困，虽困可治。滑伯仁释之云：前之损至，以五脏自病，得之于内者言。后之损至，以经络血气为邪所中，自外得之者言，然均一损至也，岂内伤则五至曰死，而外感则五至可治乎？此必后人窜入之言，夫一呼四至，合之一吸，加之太息，且九至矣。外感虽多数，宁有逾此者？五至曰死，犹宽言之也。考之《内经》曰：人一呼，脉四动以上曰死，脉绝不至曰死，乍疏乍数曰死。《内经》又有大损、中损、下损，盖以人形之长短，合脉之长短言，又言春得脾肺之脉，秋得肝心之脉，为损。其言至，有魂至、魄至、神至、志至、意至，又以病形言矣。

## 妇人妊娠诊分男女脉法

《阴阳别论篇》曰：阴搏阳别，谓之有子。

王启玄注曰：阴，谓尺中也。搏，谓搏触于手也。尺脉搏击，与寸脉殊别，阳气挺然，则为有妊之兆。

陈自明《良方》曰：搏者，近也，谓阴脉逼近于下，阳脉别出于上，阳中见阳，乃阳施阴化，法当有子。

戴同父《刊误》谓：寸微尺数也。

《脉指南》曰：脉动入产门者，有胎也。谓脉出尺外，名曰产门。又曰：尺中脉数而旺者，胎脉也，为血盛也。

王宏翰曰：细绎《内经》，并诸家之论，谓阴搏阳别，则尺脉搏击于手者，乃数滑有力，而寸脉来微，有别异于尺，则是寸脉来微，殊别与尺脉之滑数，是有子之象也。而陈自明之论，阳中见阳，则是寸数，与《内经》之言有异矣。但孕子之脉，原有寸关尺俱数之脉，而此节之经文，乃寸微尺数之旨也。

《平人气象论篇》曰：少阴脉动甚者，妊子也。

全元起注：作足少阴。

王启玄注：作手少阴动脉者，大如豆，厥厥动摇也，脉阴阳相搏，名曰动也。

王叔和《脉经》曰：心主血脉，肾名胞门子户，尺中肾脉也，尺中之脉，按之不绝，法妊娠也。

王宏翰曰：按全元起王冰二家之注，各执一见，而叔和合而同论，细释其义，但手少阴心也，心主血脉；足少阴肾也，肾主藏精，精血调和交会，孕子之征也，言心肾二部之脉动甚，或一部之脉动甚者，皆妇人怀娠之象也。

《腹中论篇》曰：何以知怀子之且生也？岐伯曰：身有病而无邪脉也。

按：身有病者，谓经闭也。夫脉来而断绝者经闭，月水不利也。今病经闭而脉来如常，有神不断绝者，是妊娠也。

《脉经》曰：三部脉浮沉正等，按之无绝者，有娠也。妊娠初时，寸微小，呼吸五至，三月而尺数也。脉滑疾，重以手按之散者，胎已三月也。脉重手按之不散，但疾不滑者，五月也。

王宏翰曰：按脉浮沉正等者，即仲景所谓寸关尺三处之脉，大小浮沉迟数同等也。仲景以同等，谓阴阳平和之脉，病虽剧当愈，此大概论病人之脉也。叔和谓妇人之脉，三部浮沉正等，又按之无绝者，谓阴阳和洽，有娠之兆也。

又曰：妊娠四月，欲知男女法，左疾为男，右疾为女，俱疾为生二子。

又曰：得太阴脉为男，太阳脉为女，太阴脉沉，太阳脉浮。

又曰：左手沉实为男，右手浮大为女。左右手俱沉实，猥生二男。左右手俱浮大，猥生二女。

戴同父曰：《脉经》虽曰太阴脉沉为男，太阳脉浮为女，亦不明言以何部为太阳、太阴，不若后条浮大为女，沉实为男之明白也。

《脉经》曰：尺脉左偏大为男，右偏大为女，左右俱大产二子，大者如实状。

又曰左右尺俱浮，为产二男；不尔，则女作男生。左右尺俱沉，为产二女；不尔，则男作女生也。

戴同父曰：前云右浮大为女，左沉实为男，是独以左右脉各异立言，今左右俱浮为二男，俱沉为二女，是并左右两尺脉一同，以其于诸阳男、诸阴女，未常有差也。左沉实，左疾，左偏大与俱浮，或以脉，或以位，皆阳也。右浮大，右疾，右偏大与俱沉，或以脉，或以位，皆阴也。

《脉经》曰：遣娠妇而南行，呼之左回首者，是男。右回首者，是女也。

又曰：看上围时，夫从后急呼之，左回首是男，右回首是女也。

娄全善曰：按：朱丹溪言男受胎在左子宫，女受胎在右子宫，斯言大契，是说也。盖男胎在左，则左重，故回首时，慎护重处，而就左也。女胎在右，则右重，故回首时，慎护重处，而就右也。推之于脉，其义亦然，胎在左，则血气护胎而盛于左，故脉亦从之，而左疾为男，左大为男也；胎在右，则血气护胎而盛于右，故脉亦从之，而右疾为女，右大为女也。亦犹《经》云，阴搏阳别，谓之有子。言受胎处，在脐腹之下，则血气护胎，而盛于下，故阴之尺脉鼓搏有力，而与阳之寸脉殊别也。又如痈疽发上，则血气从上而寸脉盛；发下，则血气从下，而尺脉盛。发左，则血气从左，而左脉盛；发右，则血气从右，而右脉盛也。丹溪以左大顺男，右大顺女，以医人之左右手言，盖智者之一失也。

《脉经》曰：妇人妊娠，其夫左乳房有核是男，右乳房有核是女也。

宏翰按：此言妻孕而夫乳有核，其言似谬，恐衍文，多一夫字，但女孕则女乳有核，其理可通，学者宜审之。

《脉经》曰：妇人怀娠离经，其脉浮，设腹痛引腰脊，为今欲生也；但离经者，不病也。

又妇人欲生，其脉离经，夜半觉，日中则生也。离经者，离乎经常之脉也。

王子亨云：妊娠，其脉三部俱滑大而疾，在左则男，在右则女。

《脉指南》曰：关上一动一止者一月，二动二止者二月，余仿此。

《脉诀刊误》云：滑疾按微胎三月，但疾不散五月母。若怀胎五月，是以数足胎成就而结聚，必母体壮热。尝见脉息躁乱，非病苦之症，乃五月胎已成，受火精，故身热脉乱，原无他病也。

女腹如箕，男腹如釜。欲产之脉，散而离经。新产之脉，虚缓为吉；实大弦牢，其凶可明。


## 预辨男女阴阳算法诀

娠妇男女预知生，阴阳算法最分明，男系单岁双月受，双岁单月亦男形。若在单岁单月受，双岁双月女胎成。依此产来多育寿，若还反此命难存。

　　如娠妇二十一岁，在二、四、六等月受胎者，必男。在正、三、五等月受者，必女。倘应男而产女，应女而产男者，后皆不育，或寿夭也。

## 卷之六　切诊三

二十九道脉析脉体象主病

乌程林之翰宪百父（别字慎庵）　纂述

### 提纲挈领说

经曰：调其脉之缓急大小滑涩，而病变定矣。盖谓六者，足以定诸脉之纲领也。又曰：小大滑涩浮沉。《难经》则曰：浮沉长短滑涩。仲景曰：弦紧浮沉滑涩。此六者，名为残贼，能为诸脉作病。滑伯仁曰：提纲之要，不出浮沉迟数滑涩之六脉，夫所谓不出于六者，亦为其足统表里阴阳虚实，冷热风寒湿燥，脏腑血气之病也。浮为阳，为表，诊为风，为虚；沉为阴，为里，诊为湿，为实；迟为在脏，为寒为冷；数为在腑，为热为燥；滑为血有余；涩为气独滞。凡诸说者，词虽稍异，义实相通也。

邹丹源曰：脉之提纲，当以浮沉迟数滑涩大缓，八脉为经，以虚实二脉为纬，此十种脉，入德之门也。病

四诊抉微

之枢机，不过气血痰郁寒热而已，治病之法，表里邪正虚实而已。是故浮沉者，表里之定位也；迟数者，寒热之定准也；非滑涩，无以明气血痰郁；非缓大，无以别邪正盛衰。八脉之中，必须参看有力无力，为实为虚，则病之所居所变，可尽窥矣。

## 脉分纲目说

卢子由曰：脉状多端，全凭诊法。十则为提纲，而众目摄焉。如举形体之则，大小为纲，曰肥、曰洪、曰散、曰横、曰弦、曰革，皆大目矣；曰弱、曰瘦、曰细、曰微、曰萦萦如蜘蛛丝，皆小目矣。如举至数之则，迟数为纲，曰急、曰疾、曰击、曰搏、曰躁、曰喘、曰促、曰动、曰奔越无伦，皆数目矣；曰缓、曰脱、曰少气、曰不前、曰止、曰歇、曰停、曰代、曰结、曰如泻漆之绝者，皆迟目矣。如举往来之则，滑涩为纲，曰利、曰营、曰啄、曰翕、曰章、曰连珠、曰替替然，皆滑目矣；曰紧、曰滞、曰行迟、曰为不应指、曰参伍不齐、曰往来难且散、曰如雨轮沙、曰如轻刀刮竹，皆涩目矣。如举部位之则，长短为纲，曰慄、曰高、曰涌、曰端直、曰条达、曰上鱼为溢，皆长目矣；曰抑、曰卑、曰不及指、曰入尺为覆，皆短目矣。如举按之则，浮沉为纲，曰盛、曰毛、曰泛、曰芤、曰如循榆荚、曰肉上行、曰时一浮、曰如水中漂木、曰瞥瞥如羹上肥，皆浮目矣；曰潜、曰坚、曰伏、曰过、曰减、曰陷、曰独沉、曰时一沉、曰如绵裹砂、曰如石投水，皆沉目矣。盖纲之大者阳也，滑者阳也，数者阳也，长者阳也，浮者阳也；纲之小者阴也，迟者阴也，涩者阴也，短者阴也，沉者阴也。

# 浮<sup>阳</sup>

## 体状诗

浮脉，举之有余，按之不足，如微风吹鸟背上毛，厌厌聂聂。

浮脉惟从肉上行，如循榆荚似毛轻。

三秋得令知无恙，久病逢之却可惊。

## 相类诗

浮如木在水中浮，浮大中空乃是芤。

拍拍而浮是洪脉，来时虽盛去悠悠。

浮脉轻平如捻葱，虚来迟大豁然空。

浮而柔细方为濡，散似杨花无定踪。

# 四诊抉微

总释：吹毛者，轻浮也。厌厌者，和调不变乱也。聂聂者，连续不止代也。榆荚，轻柔和软也。漂木，轻浮在上也。捻葱，上有力而下软。皆形容浮脉之状，诊者当心领而神会也。

## 主病诗

伯仁曰：为风为虚，为痞为满，不食，为表热，为喘。

> 浮脉为阳表病居，迟风数热紧寒拘。
> 浮而有力多风热，无力而浮是血虚。

## 分部诗

> 寸浮头痛眩生风，或有风痰聚在胸。
> 关上土衰兼木旺，尺中溲便不流通。
> 左寸风眩鼻塞壅，虚迟气少心烦忡。
> 关中腹胀促胸满，怒气伤肝尺溺红。
> 肺浮风痰体倦劳，涕清自汗嗽叨叨。

> 关脾虚满何能食，尺有风邪客下焦。从《脉鉴》增。

汪子良曰：浮实为邪，浮虚少气，浮有按无，无根之喻，平人寿夭，患者不起，肝肾并浮，则为风水。

滑曰：右尺浮虚，元气不足。

## 兼脉主病

浮脉主表，有力表实，无力表虚。浮迟中风，浮数风热，浮紧风寒，浮缓风湿。浮滑风痰，又主宿食。浮虚伤暑，浮芤失血，浮洪虚热，浮散劳极，浮涩伤血《脉鉴》作气癖者是。浮濡阴虚，浮短气病。浮弦痰饮，浮滑痰热。浮数不热，疮疽之征。

## 诸脉兼浮

浮而盛大为洪，浮而软大为虚，浮而柔细为濡，浮而弦芤为革，浮而无根为散，浮而中空为芤。

## 抉 微

罗赤城曰：浮兼数为风热，有力为实邪，宜清凉解散；不数及无力，属不足，虽有外邪，补散兼之。

张路玉曰：邪袭三阳经中，故脉浮，然必人迎浮盛，乃为确候。若气口反盛，又为痰气逆满之征，否则平素右手偏旺之故。有始病不浮，病久而脉反浮者，此中气亏乏，不能内守，反见虚痞之兆，若浮而按之渐衰，不能无假象之虞。

## 沉 阴

## 体状诗

沉行筋骨，重手乃得，按之有余，举之不足，如水投石，必极其底，如绵裹砂，内刚外柔。汪石山曰：肺脉见于皮毛为浮，见血脉肌肉为沉，仿此推之。

水行润下脉来沉，筋骨之间软滑匀，女子寸兮男子尺，四时如此号为平。

## 相类诗

沉帮筋骨自调匀，伏则推筋着骨寻。沉细如绵真弱脉，弦长实大是牢形。沉行筋间，伏行骨上，牢大有力，弱细无力。

## 主病诗

沉潜水蓄阴经病，数热迟寒滑有痰。无力而沉虚与气，沉而有力积并寒。

（沉虽属里，为阴，有阳虚阴盛，有阳郁内伏，有热极似阴，其要在有力无力大小之别。如阳气衰弱，则阴盛生寒，脉沉而迟，按久衰小无力者，为虚、为寒、为厥逆、为洞泄、为少气、为痼冷。如阳气郁伏，故脉沉，按之有力不衰者，为实、为水、为气、为停饮、为癥瘕、为胁胀，为瘀积也。）

## 分部诗

寸沉痰郁水停胸，关主中寒痛不通，尺部浊遗并泄痢，肾虚腰及下元痌。

## 分部主病

徐春甫曰：左寸沉无力，内虚，悸怖，恶人声，精神恍惚，夜不寐；有力里实，烦躁梦遗，口渴谵语。右寸沉无力，里虚气短，虚喘，吐清痰；有力里实，老痰咳吐不出，气壅。左关沉无力，里虚，惊恐；有力里邪实，多怒，肥气，筋急。右关无力里虚，胃寒恶食，恶心呕吐；有力里邪盛，宿食陈积。左尺沉无力，里虚，足寒腰冷腰重；有力里实，肾气盛，疝痛，左睾丸偏大，腰痛。右尺沉无力，里虚，腰重如带数千钱，腰痹不能转摇；有力里实，疝痛腰痛，或痢积。

汪子良曰：寸沉气郁，尺沉本位，喘嗽肺浮，转陷不吉。肝肾并沉，则为石水。右寸阳沉，胸停冷饮。关沉胁痛。

## 兼脉主病

沉脉主里，沉则为气，又主水蓄。沉迟痼冷，沉数内热，沉滑痰食，沉涩气郁，沉弱寒热，沉缓寒湿，沉紧冷痛，沉牢冷积，沉伏霍乱，沉细少气，沉弦癖痛。

## 抉 微

张路玉曰：阳气微，不能统运营气于表，脉显阴象而沉者，则按久愈微。若阳郁不能浮应卫气于外，脉反沉者，则按久不衰，阴阳寒热之机，在于纤微之辨。

## 辨 似

沉脉者，轻取不应，重按乃得，举指减少，更按益力，纵之不即应指，不似实脉之举指逼逼。伏脉之沉于筋下也，沉为脏腑筋骨之应。

## 正 误

《脉诀》谓缓度三关，状如丝绵者，非也，此弱脉也。但沉有缓数，及各部之诊，岂止在关乎？

## 迟阴

### 体状诗

迟脉一息三至，去来极慢。

迟来一息至惟三，阳不胜阴气血寒。但把浮沉分表里，消阴须益火之原。

### 相类诗

脉来三至号为迟，小快于迟作缓持。迟细而难知是涩，浮而迟大以虚推。

三至为迟，二至为败，一息一止，阳气将绝，不可救也。有止为结，迟甚为散，浮大迟软，四合为虚。

### 主病诗

迟司脏病或多痰，沉痼癥瘕仔细看。有力而迟为冷痛，迟而无力定虚寒。

迟为阴盛阳亏之候，为寒，为不足。人迎主寒湿外袭，气口主积冷内滞，在寸为气不足，在尺为血不足，气寒则缩，血寒则凝也。

## 分部诗

寸迟必是上焦寒，关主中寒病不堪，尺是肾虚腰脚重，溲便不禁疝牵丸。

## 分部主病

<sub>左</sub>寸迟寒惨少精神；<sub>关</sub>肢冷筋拘肝胁疼，左尺肾虚兼便浊，女人月信亦无音；

<sub>右</sub>肺迟气短涕清痰，冷积伤脾在右关，少腹寒疼腰脚重，溲便不禁尺中寒。

## 兼脉主病

《汇辨》云：有力冷痛，无力虚寒。浮迟表冷，沉迟里寒，迟涩血病，迟滑气病，迟缓湿寒。又云：其所主病，与沉脉大约相同，但沉脉之病，为阴逆而阳郁；迟脉之病，为阴盛而阳亏。沉则或须攻散，迟则未有不大行温补者也。

## 或 问

或问曰：三部本一气而动，迟则俱迟，数则俱数，又乌能分部以主病乎？曰：本一气而动之说甚善，但俱数之中，何部独有力，归重此部作热论；俱迟之中，何部独无力，归重此部作寒论。

## 诸脉兼迟

迟而不流利为涩，迟而有歇止为结。迟濡浮大且缓为虚脉。至于缓脉，绝不相类，夫缓以宽纵得名，迟以至数不及为义，以李濒湖之通达。亦云：小快于迟作缓持，以至数论缓脉，是千虑之一失也。小快二字，《脉鉴》改作四至于迟作缓持。

## 辨　妄

《汇辨》云：迟脉之象，上中下候，皆至数缓慢。《伪诀》云：重手乃得，是沉脉，而非迟脉矣。又云：状且难，是涩脉，而非迟脉矣。一息三至，甚为分明，而云隐隐，是微脉，而非迟脉矣。

## 数阳

## 体状诗

《脉经》：一息六至。《素问》：脉流薄疾。

数脉息间常六至，阴微阳盛必狂烦。浮沉表里分虚实，惟有儿童作吉看。小儿纯阳之体，脉以六至为平脉，故云。

## 相类诗

数比平人多一至，紧来如数似弹绳。数而时止名为促，数见关中动脉形。

（六至为数，七至为极，滑氏谓疾，热极之脉。八至为脱，阳极阴衰，急泻其阳，峻补其阴。一息九至，阳气已绝，不可救也。数而弦急为紧，流利为滑。）

## 主病诗

数脉为阳热可知，只将君相火来医。实宜凉泻虚温补，肺病秋深却畏之。

数脉主腑，其病为热。有力实火，无力虚火。浮数表热，沉数里热，细数阴虚，兼涩阴竭。寸口数实肺痈，数虚肺痿。

## 分部诗

寸数咽喉口舌疮，吐红咳嗽肺生疡，当关胃火并肝火，尺属滋阴降火汤。

左寸数咽干口舌疮，关中目赤泪汪汪，耳鸣口苦皆肝热，左尺阴虚溺赤黄。

右寸吐红咳嗽肺痈疡，关部吞酸胃火伤，右尺数来大便涩，肠风热病见红殃。从《脉鉴》补。

## 兼脉主病吉凶

汪子良曰：数为阳盛，气血燔灼。数实为热，数虚为燥。浮数有力，寒伤经络；浮数无力，伤风痰嗽。沉数有力，实火内烁；沉数无力，虚劳为恶。病退数存，未足为乐；数退症危，真元已脱。数按不鼓，虚寒相搏。乍疏乍数，魂归岱岳。细数而虚，虚劳阴弱。兼沉骨蒸，兼浮喘作，加之嗽汗，喉疼俱恶。数候多凶，匀健犹可。

## 数脉分新久肥瘦主病

《诊宗三昧》云：凡乍病脉数，而按之缓者，为邪退；久病脉数，为阴虚之象，瘦人多火，其阴本虚，若形充色泽之人脉数，皆痰湿郁滞，经络不畅而蕴热，其可责之于阴乎？若无故脉数，必生痈疽。

## 抉 微

数为阴衰水弱，火旺炎逆之象也。如瘦人脉数，及久病脉数者，皆阴虚火烁血少也。丹溪曰：脉数盛大，按之涩而外有热症，名曰中寒，乃寒留血脉，外症热而脉亦数也。凡虚劳失血，喘嗽上气者，多有数脉，但以数大软弱为阳虚，细小弱数为阴虚。非若伤寒衄血脉大，为邪伏于经，合用发散之比。然血证脉宜细小微数者，为顺；若脉数有热，及实大弦劲急疾者，为逆也。

## 迟数配脏腑难拘说

《难经·九难》曰：数者，腑也；迟者，脏也。数者为热，迟者为寒；诸阳为热，诸阴为寒。故以别知脏腑也。此以迟数分阴阳，故即以配脏腑，亦不过言其大概耳。至若错综互见，在腑有迟，在脏有数，在表有迟，在里有数，又安可以脏腑二字拘定耶？

## 附：迟数败脉歌

一息四至号平和，更加一至太无疴。

按：呼出心与肺，吸入肾与肝，脾受谷气，其脉在中，五脏各得一至，亦为平脉。太，过也，故虽过无疴。一云：如阴阳有余而置闰，同一义也。

三迟二败冷危困，六数七极热生多，八脱九死十归墓，十一十二绝魂瘥。二至为迟一二败（此盖重出，以启下文）两息一至死非怪，迟冷数热古今传，《难经》越度分明载。


## 滑 阳中之阴

## 体状相类诗

滑为阴气有余，故脉来流利如水。脉者血之府也，血盛则脉滑，故肾脉宜之；气盛则脉涩，故肺脉宜之。《汇辨·体象》云：以盘珠荷露为喻，曲尽其流利旋转之状。

滑脉如珠替替然，往来流利却还前。莫将滑数为同类，数脉惟看至数间。（滑则如珠，数则六至。）

## 主病诗

滑脉为阳元气衰，痰生百病食生灾。上为吐逆下蓄血，女脉调时定有胎。

## 分部诗

寸滑膈痰生呕吐，吞酸舌强或咳嗽，当关宿食肝脾热，渴痢癫淋部尺看。

滑伯仁曰：三部脉浮沉正等，无他病而不月者，为有妊也。故滑而冲和，此血来养胎之兆。夫脉者，血之府也，血盛则脉滑，故妊脉宜之。

## 兼脉主病

浮滑风痰，沉滑痰食，滑数痰火，滑短气塞。

滑而浮大，尿则阴痛；滑而浮散，中风瘫缓。

## 分部主病

左寸滑者，心经痰热；滑在左关，头目为患；左尺得滑，茎中尿赤。右寸滑者，痰饮呕逆；滑在右关，宿食不化；右尺得滑，溺血经郁。

## 抉 微

《汇辨》曰：凡痰饮吐逆，伤食等症，皆上中二焦之病，以滑为水物兼有之象。设所吐之物，非痰与食，是为呕逆，脉必见涩也，溺血经闭，或生淋痢者，或内有所蓄，血积类液，瘀凝类痰，须以意求之耳。

吴鹤皋曰：滑而收敛，脉形清者，曰血有余。滑而三五不调，脉形浊者为痰。

盛启东曰：滑主气分病，滑大无力者，属元气虚，莫作痰论；有力为血实，气壅之候。

张路玉曰：滑脉无无力之象，盖血由气生，若果气虚，则鼓动之力先微，脉何由而滑耶？滑脉之病，无虚寒之理。

又曰：平人肢体丰盛，而按之绵软，六脉软滑，此痰湿渐渍于中外，终日劳役，不知倦怠，若安息，则重着痠疼矣。夫脉之滑而不甚有力者，皆浮滑、缓滑、濡滑、微滑之类，终非无力之比。滑为血实气壅之脉，悉属有余。

## 正 伪

《汇辨》云：当脉气合聚而盛之时，奄忽之间，即以沉去摩写往来流利之状，极为曲至。《伪诀》云：按之即伏，不进不退，是不分浮滑、沉滑、尺寸之滑矣。

仲景恐人误认滑脉为沉，下文又曰：滑者，紧之浮名也。则知沉为翕奄之沉，非重取乃得，一定之沉也。而《伪诀》云：按之即伏，与翕奄之沉，何啻千里？云不进不退，与滑之象，尤为不合。

按《素问·诊要经终论篇》曰：滑者，阴气有余。阴气有余，故多汗身寒。《伪诀》云：胃家有寒，下焦蓄血，脐下如冰，与经旨未全违背，第不知变通。禅家所谓死于句下，然与《脉经》言关滑胃热，尺滑血蓄，妇人经病之旨相背谬。

**离经脉**

临产脉滑疾者，曰离经。

**绝　脉**

《诊宗三昧》云：若滑而急强，擘擘如弹石，谓之肾绝。滑不直手，按之不可得，为大肠气予不足。以其绝无和缓胃气，故《经》予之短期。


# 涩 阴


## 体状诗

细迟短涩往来难，散止依稀应指间。如雨沾沙容易散，病蚕食叶漫而难。

## 相类诗

叁伍不调名曰涩，轻刀刮竹短而难。微似秒芒微软甚，浮沉不别有无间。

> 细迟短散时一止，曰涩。极细而软，重按若绝，曰微。浮而柔细，曰濡。沉而柔细，曰弱。

## 主病诗

涩缘血少或伤精，反胃亡阳汗雨淋。寒湿入营为血痹，女人非孕即无经。

## 分部主病诗

寸涩心虚痛对胸，胃虚胁胀察关中，尺为精血俱伤候，肠结溲淋或下红。

> 左寸涩，心神虚耗不安，及冷气心痛；关涩，肝虚血散，胁满肋胀心疼；尺涩，伤精及疝，女人月事虚败，有孕，主胎漏。右寸涩，上焦冷痞，气短臂痛；关涩，脾弱不食，胃冷而呕；尺涩，大便秘，津液不足，小腹寒，足胫逆冷。滑伯仁。

## 抉 微

《汇辨》云：一脉涩也，有外邪相袭，使气分不利，而成滞涩；卫气散失，使阳衰不守，而成虚涩；肠胃燥竭，津液亦亡，使血分欲尽，而成枯涩；在诊者自为灵通耳。

刘河间曰：汗泄吐利，或血溢血泄，或热甚耗液而成燥，则虽热而反涩也。

丹溪云：涩脉为寒、为湿、为血虚、为污血、为气多，然亦有病热与实者。涩细而迟，又散，皆不足之象，便以为虚寒，而孟浪用药，宁不误人？若因多怒，或因忧郁，或因厚味，或因过服补剂，或因表无汗，气腾血沸，清化为浊，老痰凝血，胶固杂揉，脉道阻塞，亦见涩状。若重取至骨，有力且数，验有实证，当作实热，可也。又伤寒脉涩为无汗，以阴邪在表，阳气不得发越也。

盛启东曰：如有痛处，是气逆血滞，或痰挟瘀血；无痛症者，为血虚水竭。

潘邓材曰：涩有血虚气滞之分，寒湿之涩，气分滞也。

张路玉曰：涩主阴血消亡，而身热无汗之病，又雾伤皮腠，湿流关节，皆脉涩，但兼浮数沉细之不同耳。

又云：妇人因胎病而脉涩者，然在二三月时有之，若四月胎血成形之后，必无虚涩之理。平人无过脉涩，为贫窘之兆，尺中蹇涩，则艰于嗣。《金匮》云：男子脉浮弱而涩，则无子，精气清冷。

《汇辨》云：肺之为脏，气多血少，故右寸见之，为合度之诊。肾之为脏，专司精血，故右尺见之，为虚残之候。

## 审疑似

《诊家正眼》曰：盖涩脉往来迟难，有类乎止，而实非止也。又浮分多，而沉分少，有类乎散而实非散也。

## 虚阴

### 体状相类诗

虚合四形，浮大迟软，及乎寻按几不可见。崔紫虚曰：形大力薄，其虚可知。

举之迟大按之松，脉状无涯类谷空，莫把芤虚为一例，芤来迟大如慈葱。

虚脉浮大而迟，按之无力。芤脉浮大，按之中空。芤为脱血，虚为血虚。芤散二脉，见浮脉。

### 主病诗

脉虚身热为伤暑，自汗怔忡惊悸多。发热阴虚须早治，养营益气莫蹉跎。

## 分部诗

血不荣心寸口虚，关中腹胀食难舒，骨蒸痿痹伤精血，却在神门<sup>尺部也</sup>两部居。

*经曰：血虚脉虚，曰气来虚微，为不及。病在内，曰久病脉虚者死。*

## 分部主病

左寸虚者，心亏惊悸。虚在左关，血不营筋；左尺得虚，腰膝痿痹；右寸虚者，自汗喘促；虚在右关，脾寒食滞；右尺得虚，寒证蜂起。汪子良曰：尺虚寸搏，血崩可决。肝肾并虚，则不可治。虚候宜补，右气左血，浮阳沉阴，寸尺仿例。

## 抉 微

李士材曰：经云：血虚，脉虚，而独不言气虚者，何也？气为阳，主浮分，血为阴，主沉分，虚脉愈按愈软，浮分大而沉分空，故独主血虚耳。虚脉兼迟，迟为寒象，症之虚极者，必挟寒，理势然也。故虚脉行于指下，则益火之原，可划然决矣。更有浮取之，而且大且数，重按之，而豁然如无，此内真寒，而外假热，治以热药冷服，内真热而外假寒之剂。

张路玉曰：叔和以虚脉迟大，每见气虚喘乏，往往有虚大而数者，且言血虚脉虚。东垣以气口脉大而虚者，为内伤于气；若虚大而时显一涩，为内伤于血。凡血虚之病，非显涩弱，则弦细芤迟。如伤暑脉，虚为气虚，弦细芤为血虚，气血之分了然矣。慎斋有云：脉洪大而虚者防作泻，可知虚脉多脾家气分之病，大则气血不敛之故。

## 正 伪

《伪诀》云：寻之不足，举之有余，是浮脉而非虚脉矣。浮以有力得名，虚以无力取象，有余二字，安可施之虚脉乎？杨仁斋曰：状如柳絮，散慢而迟。滑伯仁曰：散大而软。二家之言，俱是散脉而非虚脉矣。

## 审疑似

虚脉者，指下虚大而软，如循鸡羽之状，中取重按，皆弱而少力，久按仍不乏根，不似芤脉之豁然中空，按久渐出；涩脉之软弱无力，举指即来；散脉之散漫无根，重按久按，绝不可得也。

## 宜 忌

仲景云：脉虚不可吐。腹满脉虚复厥者，不可下。脉阴阳俱虚，热不止者死。惟癫疾而脉虚者可治者，以

其神出舍空，可行峻补。若脉实大，为顽痰固结，搜涤
不应为难耳。

## 实<sup>阳</sup>

### 体状诗

浮沉皆得大而长，应指无虚幅幅强。热蕴三焦成壮
火，通肠发汗始安康。<sub>幅幅，坚实貌。</sub>

### 相类诗

实脉浮沉有力强，紧如弹索转无常。须知牢脉帮筋
骨，实大微弦更带长。

### 主病诗

实脉为阳火郁成，发狂谵语吐频频。或为阳毒或伤
食，大便不通或气疼。

### 分部诗

寸实应知面热风，咽疼舌强气填胸，当关脾实中宫
满，尺实腰肠痛不通。

### 分部主病

血实脉实，火热壅结。左寸实者，舌强气壅，口疮
咽痛；实在左关，肝火胁痛；左尺得实，便秘腹疼。右

寸实者，呕逆咽痛，喘嗽气壅；实在右关，伏阳蒸内，中满气滞；右尺得实，脐痛便难，相火亢逆。

## 抉 微

李士材曰：脉实，必有大邪、大热、大积、大聚。故《经》曰：血实脉实。又曰：气来实强，是谓太过。由是测之，皆主实热。其所主病，大约与数脉同类，而实则过之，以其蕴蓄之深也。

张路玉曰：邪气盛则实，非正气充也，热邪亢极而暴绝者有之。

## 宜 忌

《诊宗三昧》云：伤寒，阳明病，不大便而脉实，则宜下，下后脉实大。或暴微欲绝，热不止者死。厥阴病，下利脉实者，下之死。其消瘅鼓胀坚积等病，皆以脉实为可治，若泄而脱血，及新产骤虚，久病虚羸，而得实大之脉，良不易治也。

## 正 伪

《汇辨》云：实主邪气有余，所以叔和有尺实则小便难之说。《伪诀》谬以尺实为小便不禁，何相反？又妄谓如绳应指来，则是紧脉之形，而非实脉之象矣。紧脉弦急如切绳，而左右弹人手；实脉则且大且长，三候皆有力也。紧脉者，热为寒束，故其象绷急，而不宽舒；实脉者，邪为火迫，故其象坚满，而不和柔也。

## 实主虚寒之误

张洁古惑于《伪诀》实主虚寒之说，而遂以姜附施治，此甚不可为训。或实脉而兼紧脉者，庶乎相当。

## 长阳

### 体状相类诗

过于本位脉名长，弦则非然但满张。弦脉与长争较远，良工反度自能量。

### 主病诗

长脉迢迢大小匀，反常为病似牵绳。若非阳毒癫痫病，即是阳明热势深。

汪子良曰：浮洪而长，癫狂热深。伤寒脉长，阳明热伏。沉细而长为积。

### 分部主病

长主有余，气逆火盛。左寸长者，君火为病；长在左关，木实之殃；左尺见长，奔豚冲竞。右寸长者，满逆为定；长在右关，土郁胀闷；右尺见长，相火专令。

## 抉 微

《素问·平人气象论》曰：肝脉来软弱招招，揭长竿末梢曰肝平。肝脉来盈实而滑，如循长竿，曰肝病。故知长而和缓，即合春生之气，而为健旺之征；长而硬满，即属火亢之形，而为疾病之应。长脉在时为春，在卦为震，在人为肝，肝主春生之令，天地之气，至此而发舒。经曰：长则气治。李月池曰：心脉长者，神强气壮；肾脉长者，蒂固根深，皆言平脉也。如上文主病云云，皆言病脉也。若病人脉长，病虽甚而可治也。

李士材曰：旧说过于本位，名为长脉，久久审度，而知其必不然也。寸而上过，则为溢脉；寸而下过，则为关脉；关而上过，即属寸脉；关而下过，即属尺脉；尺而上过，即属关脉；尺而下过，即为覆脉。由是察之，长则过于本位，理之所必无，而义之所不合也。惟其状如长竿，则直上直下，首尾相应，非若他脉之上下参差，首尾不匀者也。凡实牢弦紧四脉，皆兼长脉，故古人称长主有余之病，非无本之说也。

# 短<sup>阴</sup>

## 体状相类诗

短脉涩小，首尾俱俯，中间突起，不能满部。汪子良曰：或前有后无，或前无后有，或两头俱无，如龟藏头缩尾。

两头缩缩名为短，涩短迟迟细且难。涩涩而浮秋喜见，三春为贼有邪干。涩微动结，皆兼短脉。

## 主病诗

短脉惟于尺寸寻，短而滑数酒伤神。浮为血涩沉为痞，寸主头疼尺腹疼。

## 分部主病

短主不及，为气虚证。左寸短者，心神不定；短在左关，肝气有伤；左尺得短，少腹必疼。右寸短者，肺虚头痛；短在右关，膈间为殃；右尺得短，真心不隆。

滑伯仁曰：气不足以前导其血也，为阴中伏阳，为三焦气壅，为宿食不消。

杨仁斋曰：无力为气虚，有力为壅，阳气伏郁不伸之象。下之则愈。

## 抉 微

按：风邪脉多弦长，见于左寸及气口外侧。短则气病，故虚劳脉必于内侧见之。脉之短长，可以参内伤外感之候。

李士材曰：戴同父云：关不诊短。以上不通寸，下不通尺，是阴阳绝脉，故短脉只见于尺寸。然尺寸可短，依然阴绝阳绝矣。殊不知短脉非两头断绝也，特两头俯而沉下，中间突而浮起，仍自贯通者也。

朱改之先生曰：愚谓一指单按，见短是病脉。若三指齐按，仍上下贯通，非阴阳绝脉比也，故关可诊短。

张路玉曰：短脉由胃气阻塞，不能条畅百脉。或因痰气食积，阻碍气道，亦有阳气不充而脉短。经谓寸口脉中手短者，曰头痛是也。

## 短脉宜于肺说

《汇辨》云：经曰：短则气病。盖以气属阳，主乎充沛，若短脉独见，气衰之确兆也，然肺为主气之脏，偏与短脉相应，何也？经曰：平脉来厌厌聂聂，如落榆荚，则短中自有和缓之象，气仍治也；若短而沉且涩，是气不治而病也。

李时珍曰：长脉属肝，宜于春；短脉属肺，宜于秋，但诊肺肝，则长短自见。故知非其时，非其部，即为病脉也。叔和云：应指而回，不能满部，亦非短脉之合论也。

# 洪阳

## 体状诗

洪脉极大，状如洪水，来盛去衰，滔滔满指。《经》曰：大则病进，以其血气方张也。

脉来洪盛去还衰，满指滔滔应夏时。若在春秋冬月分，升阳散火莫狐疑。

## 相类诗

洪脉来时拍拍然，去衰来盛似波澜。欲知实脉参差处，举按弦长愊愊坚。

洪而有力为实，实而无力为洪。

## 主病诗

脉洪阳盛血应虚，相火炎炎热病居。胀满胃翻须早治，阴虚泄痢可愁如。

## 分部诗

寸洪心火上焦炎，肺脉洪时金不堪，肝火胃虚关内察，肾虚阴火尺中看。

## 分部主病

汪子良曰：洪转细分，病退气弱。暮洪朝细，老人六脉。浮洪两寸，洪盛俱逆。

## 抉　微

盛启东曰：服凉药而脉反洪大无力，法宜温补。或曰：危症从阳散而绝，脉必先见洪大滑盛，乃真气尽脱于外也，凡久嗽久病之人，及失血下痢者，俱忌洪脉。经云：形瘦脉大，多气者死，可见形证不与脉合，均非吉兆。

## 论钩之义

《汇辨》云：按洪脉，在卦为离，在时为夏，在人为心。时当朱夏，天地之气，酣满畅遂，脉者得气之先，故应之以洪。洪者大也，以水喻也。又曰钩者，以木喻也，夏木繁滋，枝叶敷布，重而下垂，故如钩也，钩即是洪，名异实同。夏脉心也，南方火也，万物所以盛长也，其气来盛去衰，故曰钩，反此者病。其气来盛去亦盛，此谓太过，病在外；其气来不盛，去反盛，此谓不及，病在中。太过则令人身热而肤痛，为浸淫；不及则令人烦心，上见咳唾，下为气泄。

## 论脉平贼虚实微邪

《脉经》曰：夏脉洪大而散，名曰平。脉反得沉濡而滑者，是肾之乘心，水之克火，为贼邪，死不治。反得大而缓者，是脾之乘心，子之扶母，为实邪，虽病自愈。反得弦细而长者，是肝之乘心，母之归子，为虚邪，虽病易治。反得浮涩而短者，是肺之乘心，金之凌火，为微邪，虽病即瘥。

## 审疑似

《诊家正眼》云：《经》以洪脉，为来盛去衰，颇有微旨。大抵洪脉，只是根脚阔大，却非坚硬，若使大而坚硬，则为实脉，而非洪脉矣。经又云：大则病进。亦以其气方张也。

## 脉洪坏病

有屡下而热势不解，脉洪不减，谓之坏病，不可救治。洪为阳气满溢，阴气垂绝之脉，故霭霭然如车盖者，为阳结。

## 附：论大脉

丹溪曰：大，洪之别名。病内伤者，阴虚为阳所乘，故脉大，当作虚治；外伤者，邪客于经脉亦大，当以邪胜治之，皆病方长之势也。

《素问》云：粗大者，阴不足，阳有余，为热中也。

伯仁曰：大脉浮取若洪而浮，沉取大而无力，为血虚，气不能相入也。

徐春甫曰：脉为血气之精华，无邪气相干，则自雍容和缓，今病虽未形，而邪已形于脉，恣其盛大之势，所以逆知病之必进也。

## 微 阴

### 体状相类诗

微脉极细，而又极软，似有若无，欲绝非绝，《素问》谓之小，气血微，则脉微也。

微脉轻微瞥瞥乎，按之欲绝有如无。微为阳弱细阴弱，细比于微略较粗。

### 主病诗

气血微兮脉亦微，恶寒发热汗淋漓。男为劳极诸虚候，女作崩带下血医。

### 分部诗

寸微气促或心惊，关脉微时胀满形，尺部见之精血弱，恶寒消瘅痛呻吟。

### 分部主病

滑伯仁曰：浮而微者阳不足，必身恶寒；沉而微者阴不足，主脏寒下痢。

### 分 诊

滑伯仁曰：左寸微，心虚惊怯忧惕，营血不足；关微，四肢恶寒拘急；尺微，伤精尿血，女人崩带。右寸微，寒痞，冷痰不化，少气；关微，胃寒气胀，食不化，脾虚噫气，腹痛；尺微，泄泻，脐下冷痛。士材云：阳衰命绝。

## 抉 微

李士材曰：仲景云脉瞥瞥如羹上肥，状其软而无力也；萦萦如蚕丝，状其细而难见也。轻取之如无，故曰阳气衰；重按之而欲绝，故曰阴气竭。长病得之，死，谓正气欲次绝也；卒病得之，生。谓邪气不至深重也。

张路玉曰：经言寸口诸微亡阳。微属气虚，见症在上，则有恶寒多汗少气之患，在下则有失精脱泻少食之虞，总之与血无预。所以萦萦如蜘蛛丝者，仲景谓阳气之衰。

喻嘉言曰：在伤寒证，惟少阴有微脉，他经则无。其太阳膀胱，为少阴之腑，才见脉微恶寒，仲景早从少阴施治，而用附子、干姜矣。盖脉微恶寒，正阳气衰微所至。

### 审疑似

世俗每见脉之细者，辄以微细二字并称，是何其言之不审耶！轻取之而如无，故阳气衰；重按之而欲绝，故曰阴气竭。若细脉，则稍较大，显明而易见，非若微脉之模糊而难见也。

# 卷之七　切诊四

乌程林之翰宪百父(别字慎庵)　纂述

## 细阴

### 体状诗

《素问》谓之小。王启玄言如莠蓬，状其柔细也。

细来累累细如丝，应指沉沉无绝期。春夏少年俱不利，秋冬老弱却相宜。

### 相类诗见微濡。

春夏之令，少壮之人，俱忌细脉，谓其不与时合，不与形合也。

### 主病诗

细脉萦萦血气衰，诸虚劳损七情乖。若非湿气侵腰肾，即是伤精汗泄来。

滑伯仁曰：细者，盖血冷气虚，不足以充故也，为内外俱冷，痿弱洞泄，为忧劳过度，为伤湿，为积，为痛，在内及下。

张路玉曰：胃虚少食，冷涎泛逆，便泄腹痛，湿痹脚软，自汗失精，皆有细脉，但以兼浮兼沉，在寸在尺，分别而为裁决。

## 分部诗

寸细应知呕吐频，入关腹胀胃虚形，尺逢定是丹田冷，泄痢遗精号脱阴。

## 抉 微

李士材曰：尝见虚损之人，脉已细而身常热，不究其原，而以凉剂投之，使真阳散败，饮食不进，上呕下泄，是速之毙耳。经云：少火生气。人非此火，无以运行三焦，熟腐五谷，未彻乎此者，乌可言医哉？

《汇辨》云：大都浮而细者，属之阳分，则见自汗气急等症；沉而细者，属阴分，则见下血血痢等症。

## 病 忌

虚劳之脉，细数不可并见，并见者必死。细则气衰，数则血败，气血交穷，短期将至。吐利失血，得沉细者生。忧劳过度之人，脉亦多细，为自残其气血也。

## 附论小脉

滑伯仁曰：小脉<sub>非细如发也</sub>，浮沉取之，悉皆损小，在阳为气不足，在阴为血不足。前大后小，则头痛目眩；前小后大，则胸满短气。

张路玉曰：即仲景来微去大之变辞，虚中挟实之旨。小弱见于人迎，卫气衰也；见于气口，肺胃弱也；寸小阳不足，尺小阴不足。若小而按之不衰，久按有力，又为实热固结之象。总由正气不充，不能鼓搏热势于外，所以隐隐略见滑热于内也。

慎庵按：小脉，即细脉之别称，亦犹大脉之与洪脉，同一体也，况其主病皆同，故但附见于此，乃一脉而异名，勿歧视之可也。

## 审疑似

《诊宗三昧》云：小脉者，三部皆小，而指下显然，不似微脉之微弱依稀，细脉之微细如发，弱脉之软弱不前，短脉之首尾不及也。

## 正　误

《脉诀》言往来极微，是微反大于细矣，与经旨相背。

## 濡 阴，即软字

## 体状诗

濡脉细软，见于浮分，举之乃见，按之即空，叔和比之绵浮水面，时珍比之水上浮沤，皆状其随手而没之象也。

濡形浮细按须轻，水面浮绵力不禁。病后产中犹有药，平人若见是无根。

## 相类诗

浮而柔细知是濡，沉细而柔作弱持。微则浮微如欲绝，细来沉细近于微。

浮细如绵曰濡，沉细如绵曰弱。浮而极细如绝曰微，沉而极细不断曰细。

## 主病诗

濡为亡血阴虚病，髓海丹田暗已亏。汗雨夜来蒸入骨，血山崩倒湿侵脾。

## 分部诗

寸濡阳微自汗多，关中其奈气虚何，尺伤精血虚寒甚，温补真阴可起疴。濡为少气，为泄泻、为痰、为渴、为眩运。

## 分部主病

濡主阴虚，髓竭精伤。左寸濡者，健忘惊悸；濡在左关，血不荣筋，左尺得濡，精血枯损。右寸濡者，腰虚自汗；濡在右关，脾虚湿侵；右尺得濡，火败命乖。

## 抉 微

方谷曰：轻诊不知，重按又不可得，稍久隐隐而来，少焉又不可得，存而诊之，又复如是，此濡脉也，为湿伤气血之候。凡形证未见死象，不可便断死。

或曰：濡脉辨内伤外感。气促力劣，恍惚耳鸣，此虚冷之征，必见于右手气口，若人迎濡而气口有力，中气胀闷，腰背痠疼，肢体倦怠，当作湿治。

刘河间曰：濡多兼迟，主极冷。然热泄后，或热极将死者亦濡弱。

张路玉曰：濡为胃气不充之象。故内伤虚劳、泄泻少食、自汗喘乏、精伤痿弱之人，脉虽濡软乏力，犹堪峻补峻温，不似阴虚脱血，纯见细数弦强，欲求濡弱，绝不可得也。

## 宜　忌

李士材曰：浮主气分，浮取之而可得，气犹未败；沉主血分，沉按之而如无，此精血衰败，在久病年老之人，尚未至于必绝，为其脉与证合也，若平人及少壮暴病见之，名为无根脉，去死不远矣。

## 比　类

《诊家正眼》云：叔和言轻手相得，按之无有，伪《诀》反言按之似有，举之无，悖戾一至此耶？且按之则似有，举之则还无，是弱脉而非濡脉矣。濡脉之浮

软，与虚脉相类，但虚脉形大，而濡脉形小也；濡脉之
细小，与弱脉相类，但弱在沉分，而濡在浮分也；濡脉
之无根，与散脉相类，但散脉从浮大而渐至于沉，濡脉
从浮小而渐至于不见也。从大而至沉者，全凶；从小而
之无者，为吉凶相半也。又主四体骨蒸，盖因肾气衰
绝，水不胜火耳。

## 弱阴

### 体状诗

弱脉细小，见于沉分，举之则无，按之乃得。《脉经》云：
弱脉极软而沉细，不似微脉之按之欲绝，濡脉之按之若无，细脉
之浮沉皆细也。

弱来无力按之柔，柔细而沉不见浮。阳陷入阴精血
弱，白头犹可少年愁。

### 相类诗 见濡脉。

### 主病诗

弱脉阴虚阳气衰，恶寒发热骨筋萎。多惊多汗精神
减，益气调营急早医。

### 分部诗

寸弱阳虚病可知，关为胃弱与脾衰，欲求阳陷阴虚

病，须把神门两部推。

滑伯仁曰：精气不足，故脉痿弱而不振，为痼冷、为烘热、为虚汗。

方谷曰：为痿痹，为厥逆，为血虚，为气少及力乏，为伤精及损血，为耳闭，为眩晕。

## 分部主病

左寸弱者，惊悸健忘；弱在左关，木枯挛急；左尺得弱，涸流可征。右寸弱者，自汗短气；弱在右关，水谷之痾；右尺得弱，阳陷可验。

## 抉 微

刘河间曰：弱脉虚冷，兼微与迟，然伤风中暑，热盛而自汗大出，则亦缓弱而迟。

李士材曰：浮以阳候，浮取之而如无，阳气衰微之验也。经云：脉弱与滑，是有胃气；脉弱与涩，是为久病。愚谓：弱堪重按，阴犹未绝；若兼涩象，则气血交败，生理灭绝矣。

张路玉曰：伤寒首言弱为阴脉，即阳经见之，亦属阳气之衰，可见。脉弱无阳，必无实热之理，祇宜辨析真阳之虚，与胃气之虚，及夏月伤冷水，水行皮中所至耳。在阴经见之，虽为合脉，然阳气衰微已极，非峻温峻补，良难春回寒谷也。

## 宜 忌

《诊宗三昧》云：弱脉惟血痹虚劳，久嗽失血，新产及老人久虚，脉宜微弱，然必弱而和滑，可卜胃气之未艾。若少壮暴病，而见弱脉，咸非所宜，即血证、虚证，脉弱而兼之以涩，为气血交败矣。

## 简 误

慎庵按：《脉经》云：弱脉为虚热作病，有热不可太攻，热去则寒起。然虚热，从无用攻之理，攻之不但寒起，恐元气亦从此而脱，当去此太字。云有热不可攻，方为中肯之言。

## 紧 阴中之阳

## 体状诗

紧脉有力，左右弹人，如绞转索，如切紧绳。李濒湖曰：紧乃热为寒束之脉，故急数如此，要有神气，《素问》谓之急。

举如转索切似绳，脉象因之得紧名，总是寒邪来作寇，内为腹痛外身疼。

## 相类诗 见弦实

《汇辨》云：天地肃杀之气，阴凝收敛，其见于脉也为紧，较之于弦，更加挺劲之异，仲景曰：如转索无常。叔和云：数如切绳。丹溪云：如纫箅线，譬如以二股三股纠合为绳，必旋绞而转，始得紧而成绳。可见紧之为义，不独纵有挺急，抑且横有转侧也。

## 主病诗

紧为诸病主于寒，喘咳风痫吐冷痰。浮紧表寒须发越，紧沉温散自然安。

急而紧者，是谓遁尸；数而紧者，当主鬼击。

## 分部诗

寸紧人迎气口分，当关心腹痛沉沉，尺中有紧为阴冷，定是奔豚与疝疼。

张路玉曰：紧为诸寒收引之象。亦有热因寒束，而烦热拘急疼痛者，如太阳寒伤营证是也。然必人迎浮紧，乃为表证之确候；若气口盛坚，又为内伤饮食之兆。《金匮》所谓脉紧头痛风寒，腹中有宿食也。

刘河间曰：与洪数相兼者，为热痛；或微细阴脉相兼者，为寒痛。

## 分部主病

汪子良曰：左寸浮紧伤寒，沉紧心中气逆冷痛；右寸浮紧，头疼，鼻塞，膈壅，沉紧滑，肺实咳痰。左关浮紧筋疼，沉紧胁疼，寒郁紧实痃癖；右关浮紧腹膨，沉紧腹疼吐逆。尺脉浮紧，腰脚痛，按涩则为耳闭；沉紧脐下痛，小便难；细紧小肠疝气。

慎庵按：伤寒乃风寒伤在营卫，故仲景统诊于寸口，未尝分属。但云：浮缓为风伤卫，浮紧为寒伤营。今云：左寸浮紧伤寒，况左寸乃君火之位，与寒何涉？此亦汪氏千虑之一失也。

张三锡曰：左三部弦紧，疝瘕痛；右脉弦紧而滑，积滞腹痛。

## 抉 微

或云：伤寒脉紧，病气脉气俱有余，若内伤杂证而脉紧，是正气与胃气俱虚，一味邪气用事。脉气有余，病气不足，法当温补，正气复，则邪退而脉自和平，若用攻伐，反伤正气而危矣。

李士材曰：咳嗽虚损之脉，而得沉紧，谓正气已虚，而邪已痼矣，故不治。

## 审形似

紧之与迟，虽主乎寒，迟则血气有亏，乃脉行迟缓而难前；紧则寒邪凝袭，乃脉行夭矫而搏击。须知数而流利则为滑脉，数而有力则为实脉，数而绞转则为紧脉。

《诊宗三昧》云：夫脉按之紧，如弦直上下行者痉，若伏坚者为阴痉，总皆经脉拘急，故有此象。若脉至如转索，而强急不和，是但紧无胃气也，岂堪尚引日乎？

慎庵按：紧脉似急数而不甚鼓，暴证见之，为腹痛身疼，寒客太阳，或主风痉痫症。若中恶浮紧，咳嗽沉紧，皆主死者，此证与脉反也。又有如紧之脉，乃伤寒阴症绝阳，七日、九日之间，若得此脉，仲景云脉见转索无常者，即日死。盖紧本属病脉，而非死脉，但以新久之异，便有生死之分，不可不察。

## 正　伪

《脉诀》言寥寥入尺来，比拟失伦。崔氏言如线，皆非紧状。或以浮紧为弦，沉紧为牢，亦近似耳。

# 缓 阴

## 体状诗

张太素云：如丝在经，不卷其轴，应指和缓，往来甚匀。杨玄操曰：如初春杨柳舞风之象。

缓脉阿阿四至通，柳梢袅袅飐轻风，欲从脉里求神气，只在从容和缓中。

### 相类诗<sub>见迟脉</sub>

### 主病诗

缓脉营衰卫有余，或风或湿或脾虚。上为项强下痿痹，分别浮沉大小区。

### 分部诗

寸缓风邪项背拘，关为风眩胃家虚，神门濡泄或风秘，或是蹒跚足力迂。

### 兼脉主病

缓为胃气，不主于病。取其兼见，方可断证。浮缓伤风，沉缓寒湿；缓大风虚，缓细湿痹；缓涩脾薄，缓弱气虚。

### 分部主病

汪滑合曰：两寸浮缓，伤风项背急痛。左寸沉缓，心气虚，怔忡健忘。右寸沉缓，肺气虚短。左关浮缓，风虚眩晕；沉缓气虚，腹胁气结。右关浮缓，腹膨；沉缓，脾胃气虚少食。从容和缓为平。尺逢浮缓，足痿。左尺沉缓，肾虚冷，小便数，女人月事多；右尺沉缓，泄泻，肠风入胃。

## 体象胃气

蔡氏曰：缓而和匀，不浮不沉，不大不小，不疾不徐，意思欣欣，悠悠扬扬，难以名状者，此真胃气脉也。

## 抉　微

方谷曰：凡缓脉之见，不可见于纯缓，如缓而兼四时之脉可也，缓而兼五脏之脉可也，否则徒缓而不兼，犹《脉经》所谓但弦无胃气曰死，肝脉纯缓者亦曰死。

又曰：仲景云：伤寒以缓为和，主病退；杂病以缓为迟，主病进。此缓之脉，又不可以例推者矣。

## 迟缓不相类

李士材曰：缓脉以宽舒和缓为义，与紧脉正相反也。然缓脉迟脉，又绝不相类。缓以脉形宽纵得名，迟以至数不及为义。《脉经》云：小快于迟，以至数论缓，亦一失也。

附：论缓脉主热见后管窥

## 弦 阳中之阴

## 体状诗

弦如琴弦，轻虚而滑，端直以长，直下挺然。

弦脉迢迢端直长，肝经木旺土应伤。怒气满胸常欲叫，翳蒙瞳子泪淋浪。

## 相类诗

弦脉端直如丝弦，紧则如绳左右弹。紧言其力弦言象，牢脉弦长沉伏间。<sup>又见长脉。</sup>

## 主病诗

弦应东方肝胆经，饮痰寒热疟缠身。浮沉迟数须分别，大小单双有重轻。

滑伯仁曰：弦为血气收敛，为阴中伏阳，或经络间为寒所入，为痛、为疟、为拘急、为寒热<sup>或云：半表半里脉弦，主寒热往来，劳伤脉亦弦，主虚寒虚热</sup>、为血虚盗汗、为寒凝气结、为疝、为饮、为劳倦<sup>按：肝为罢极之本，肝脉弦，故主劳倦</sup>。双弦胁急痛，弦长为积。

## 分部诗

寸弦头痛膈多痰，寒热癥瘕察左关，关后胃寒心腹痛，尺中阴疝脚拘挛。

## 分部主病

滑汪合曰：左寸弦，头痛盗汗，浮弦沉大心痛；右寸弦，头痛痰嗽。左关弦，寒热癥瘕；右关弦，胃寒腹痛，弦细少食怠惰。尺浮弦急，下部为痛左尺，少腹腰脚痛，沉弦细涩，阴症寒羁。右尺，足寒疝痛。

## 兼脉主病

李士材曰：弦为肝风，主痛、主疟、主痰、主饮。弦数多热，弦迟多寒。阳弦头痛，阴弦腹痛，痛在少腹。浮弦支饮外溢，沉弦悬饮内痛。弦大主虚，弦细拘急。单弦饮癖，双弦寒痼。若不食者，木来克土，病必难治。

饮停在上，不在胃，而支留于心胸；饮停在下，不在胃，而悬留于腹胁，故一弦而浮，一弦而沉也。阳弦者，寸弦也，邪在三阳，三阳走头，故头痛；阴弦者，尺弦也，邪在三阴，三阴走腹，故腹痛。

汪子良曰：弦为气敛，阴虚冷痹。浮弦风邪，弦细少气。春病无弦，失主非宜；秋深弦盛，木实金虚，弦状多同。土逢木抑，弦兼濡滑，胃虚痰饮，兼急疼痛。左浮弦涩，夏与秋逢，则为疟疾，按之即滑，热多寒少奚疑。弦兼洪盛，先宜解邪散热；右关虚弱邪轻，补剂方可施用。

## 抉　微

丹溪云：弦为春令之脉，非春时而见者，木为病也；木为病，则肝邪盛矣；肝之盛，金之衰也；金之衰，火之炎也；火之炎，水之弱也，金不足以制木，则土病矣。木贼土败为病，先哲盖尝言之，惟金因火伏，木寡于畏之论犹未明。倘非滋水以降火，厚土以养金，而反以行湿、散风、导郁为之辅佐，邪何由去？病何由安？况弦脉治法，又有隔二隔三之异，故不容于自默也。若曰不然，何弦属阳？而仲景列为五阴之数，至于败散残贼之脉，又以弦为之首，涩为之中，其意可见。

张路玉曰：凡病脉弦，皆阳中伏阴之象。虚证误用寒凉，两尺脉必变弦。胃虚冷食停滞，气口多见弦脉。在伤寒表邪全盛之时，中有一部见弦，或兼迟兼涩，便是夹阴之候。客邪虽盛，急须温散，汗下猛剂，咸非所宜，即非时感冒，亦宜体此。历诊诸病，属邪盛而见弦者，十常二三，属正虚而见弦者，十常六七，如腹痛、鼓胀、胃反、胸痹、癥瘕、蓄血、中暍、伤风、霍乱、滞下、中气郁结、寒热痞满等病，皆有弦脉，总由中气无权，土败木贼所致。但以弦多弦少，以证胃气之强弱；弦实弦虚，以证邪气之虚实。以脉和缓为胃气，虚劳寸口脉多数大，尺弦细搏指者，是但弦无胃气也，不治。

潘邓林曰：饮食入于胃，若阳运之力薄，则停留而成饮症，弦为阴脉，敛束急直，无抑扬鼓动之势，正阳运之不及也《汇辨》谓：弦主痰，然以饮较痰，尚未结聚，故所以弦不似滑之累累替替之有物形也。或曰弦寒敛束，气不舒畅，故主痛。

戴同父曰：弦而软其病轻，弦而硬其病重，深契《内经》之旨。两关俱弦，谓之双弦，若不能食，不治。

《脉鉴》云：两手脉弦为双，一手脉弦为单，单弦则胸腹痰饮为癖，双弦则阴寒痼积于内，或胁急疼痛，弦长为积。

按：汪子良云：双弦为饮，并出而细，似一双弦，又非两部之谓。

蔡西山曰：阳搏阴为弦，阴搏阳为紧，阴阳相搏为动，虚寒相搏为革，阴阳分体为散，阴阳不续为代。

## 正　误

李时珍曰：《脉诀》谓弦象，时时带数，又言脉紧状绳牵，皆非弦象，今削之。《脉鉴》云：方谷又谓弦即数也，数即弦也，有弦之处，而无数之句，皆非弦脉，不合《经》旨，今并正之。

### 芤 阳中阴

## 体状诗

芤乃草名，绝类慈葱，浮沉俱有，中候独空。芤草状与葱无异，假令以指候葱，浮候之，着上面之葱皮；中候之，正当葱中空处；沉候之，又着下面之葱皮。见空之为义，两边俱有，中央独空之象。刘三点云：芤脉何似，绝类慈葱，指下成窟，有边中。叔和云：芤脉浮大而软，按之中央空，两边实。二家之言，已无遗蕴矣。戴同父云：营行脉中，脉以血为形。芤脉中空，脱血之象。《素问》无芤名。

芤形脉大软如葱，按之旁有中央空，火犯阳经血上溢，热侵阳络下流红。

## 相类诗

中空旁实乃为芤，浮大而迟虚脉呼。芤更带弦名曰革，芤为亡血革虚寒。此句《脉鉴》改。

## 分部主病诗

寸芤失血病心忪，关芤呕血肠胃痈。尺部见之多下血，赤淋红痢漏崩中。

左寸芤，主心血妄行，为吐衄；关芤，主胁间血气痛，肝虚不能藏血，亦为吐血目暗；尺芤，小便血，女人月事为病。右寸芤，肺家失血，为衄为呕；关芤，肠痈下脓血，及呕血不食；尺芤，大便血。《脉鉴》：张三锡曰：关芤，肝血伤，必暴怒动血，胸中胀，仍有瘀血也。

## 抉 微

张路玉曰：凡血脱脉芤，而有一部独弦，或带结促涩滞者，此为阳气不到，中挟阴邪之兆，是即瘀血所结处也，所以芤脉须辨一部二部，或一手二手，而与攻补，方为合法。

## 辨 妄

李士材曰：《脉诀》云：两头有，中间无。以头字易叔和之边字，则是上下之脉，划然中断，而成阴绝阳绝之诊。又云：寸芤积血在胸中，关内逢芤肠里痛，是以芤为蓄血积聚之实脉，非失血虚家之空脉矣。时珍亦祖述其言，岂曾未精思耶？《伪诀》又云：芤主淋沥，气入小肠，与失血之候有何干涉？即叔和云：三部脉芤，长病得之生，卒病得之死，然暴失血者，脉多芤，而谓卒病得之死可乎？其言亦不能无疵也。

## 革 阴

### 体状主病诗

革脉弦而芤。仲景。如按鼓皮。丹溪。浮弦大虚，内虚外实。子良。革大弦急，浮取即得，按之乃空，浑如鼓革。

仲景曰：弦则为寒，芤则为虚，虚寒相搏，此名曰革。男子亡血失精，妇人半产漏下。《脉经》曰：三部脉革，长病得之死，卒病得之生。慎庵按：芤乃边有中空，革为上下实而中虚也。《正眼》云：革主表寒，亦属中虚。

革脉形如按鼓皮，芤弦相合脉寒虚，女人半产并崩漏，男子营虚或梦遗。

## 相类诗 见芤牢

滑伯仁曰：革为中风寒湿之诊。

李士材曰：表邪有余，而内则不足。

## 分 诊

左寸革者，心血虚痛；右寸革者，金衰气壅。左尺得革，精空可必；右尺得革，殒命为忧，女人得之，半产漏下。左关革者，疝瘕为祟；右关革者，土虚而痛。

## 抉 微

《诊家正眼》曰：按《甲乙经》云：浑浑革革，至如涌泉，病进而危；弊弊绵绵，其去如弦绝者死。谓脉来浑浊，革变急如泉涌，出而不返也。观其曰涌泉，则浮取不止于弦大，而且数且搏且滑矣；曰弦绝，则重按之不止于豁然，而且绝无根蒂矣，故曰死。

## 辨 妄

李时珍曰：弦芤二脉相合，故为亡精失血之候，诸家皆以为牢脉，故或有革无牢，有牢无革，混淆不辨，不知革浮牢沉，革虚牢实，形证皆异也。

李士材曰：王叔以为溢脉者，因《甲乙经》有涌泉之语，而附会其说也。不知溢脉者，自寸而上贯于鱼际，直冲而上，如水之沸而盈溢也，与革脉奚涉乎？

滑氏以革为变革之义，误矣。若曰变革，是怪脉也，而革果怪脉乎？则变革之义何居耶。

## 牢 阴中之阳

### 体状相类诗

牢脉似沉似伏，实大而长，微弦。《脉经》。牢在沉分，大而弦实，浮中二候，了不可得。《正眼》。扁鹊曰：牢而长者肝也。或曰：实脉沉大而长，指下鼓击，急数往来，动而能移；牢脉沉而有力，动而不移，为阴寒凝固之象，均一动也，只争移与不移，而主病悬殊。

弦长实大脉牢坚，牢位常居沉伏间，革脉芤弦自浮起，革虚牢实要详看。

### 主病诗

寒则牢坚里有余，腹心寒痛木乘脾。疝㿉癥瘕何愁也，失血阴虚却忌之。

张仲景曰：寒则牢坚，有牢固之象。

李时珍曰：牢主寒实之病，木实则为痛，主心腹寒痛。

柳氏曰：主有积，主疼痛不移其处。

张路玉曰：湿痉拘急，寒疝暴逆，坚积内伏，乃有是脉，治方不出辛热开结，甘温助阳之治。设更加之以食填中土，大气不得流转，其变故在于须臾，可不为之密察乎？

按：牢为气结、为痈疽、为劳伤痿极、为痰实气促。牢而数，为积热；牢而迟，为痼冷。大抵其脉，近乎无胃气也，故皆指为危脉。

## 分 诊

左寸牢者，伏梁为患；右寸牢者，息奔可定。左尺得牢，奔豚为患；右尺得牢，疝瘕痛甚。左关牢者，肝家血积；右关牢者，阴寒痼积。

## 抉 微

李士材曰：牢脉所主之证，以其在沉分也，故悉属阴寒；以其形弦实也，故咸为坚积。积之成也，正气不足，而邪气深入，牢固而成五积。及一切按之应手者曰癥，癥者，为其有所征兆于外也。假物成形曰瘕，瘕者，谓假气血以成形也。见于肌肉间者曰痃，结于隐癖处曰癖。经曰：

积之始生，得寒乃生，厥乃成积，故牢脉咸主之。

## 审形似

按：沈氏曰：似沉似伏，牢之位也；实大弦长，牢之体也。牢脉不可混于沉脉、伏脉，须细辨耳。沉脉如绵裹砂，内刚外柔，然不必兼大弦也；伏脉非推筋至骨，不见其形；在于牢脉，既实大，才重按之，便满指有力，以此为别耳。吴草庐曰：牢为寒实，革为虚寒，安可混乎？

## 辨妄

按《脉诀》云：寻之则无，按之则有，但依稀仿佛，却不言实大弦长之形象，是沉脉而非牢脉矣。又曰：脉入皮肤，辨息难更，以牢为死亡之脉，其谬可胜数哉。

《脉诀》又云：肾间疼痛，气居于表。池氏以为肾传于脾，皆谬妄不经。

## 宜 忌

若夫失血亡精之人，则内虚而当得革脉，乃为正象；若反得牢脉，是脉与证反，可与卜期短矣。

扁鹊曰：软为虚，牢为实。失血者，脉宜沉细，反浮大而牢者死。虚病见实脉也。

# 伏<sup>阴</sup>

## 体状诗

伏脉重按着骨，指下裁动。《脉经》。脉行筋下。《刊误》。三按俱无，推筋而取<sub>子良</sub>。

伏脉推筋着骨寻，指间裁动隐然深。伤寒欲汗阳将解，厥逆脐疼证属阴。

## 相类诗<sub>见沉脉</sub>

## 主病诗

伏为霍乱吐频频，腹痛多缘宿食停。蓄饮老痰成积聚，散寒温里莫因循。

## 分部诗

食郁胸中双寸伏，欲吐不吐常兀兀，当关腹痛困沉沉，关后疝疼还破腹。

滑伯仁曰：伏为阴阳潜伏，关膈闭塞之候，为积聚、为瘕疝、为食不消、为霍乱、为水气、为营卫气闭而厥逆。关前得之为阳伏，关后得之为阴伏。

张三锡曰：痛极脉必伏，凡心腹胃脘暴痛皆然。

张路玉曰：有邪伏幽深，而脉伏不出者，虽与短脉之象有别，而气血壅滞之义则一。凡气郁血结久痛，及留饮宿食，霍乱大吐大利，每多沉伏，皆经脉阻滞，营卫不通之故，所以妊妇恶阻，常有伏匿之脉，此又脉症之变耳。若六七日烦扰不宁，邪正交并而脉伏者，又伤寒战汗之兆，不可以伏为阴脉误投辛热。

## 分　诊

滑伯仁曰：左寸伏，心气不足，神不守舍，沉忧郁郁；右寸伏，寒痰冷积鉴云：胸中气滞。左尺伏，肾寒精虚，疝瘕寒痛；右尺伏，脐下冷痛，下焦虚寒。左关伏，血冷，胁下有寒气；右关伏，中脘积块作痛，胃中停滞。

## 抉　微

李时珍曰：伤寒一手脉伏曰单伏，两手脉伏曰双伏。不可以阳症见阴脉为诊，乃火邪内郁，不得发越，阳极似阴，故脉伏必有大汗而解。又夹阴伤寒，先有伏阴在内，外复感寒，阴盛阳衰，四肢厥逆，六脉沉伏，须投姜附，及灸关元，脉乃复出也。若太溪、冲阳，皆无脉者必死。

刘元宾曰：伏脉不可发汗，为其非表脉也，亦为其将自有汗也。乃《伪诀》云徐徐发汗。而洁古欲以麻黄附子细辛汤发之，皆非伏脉所宜也。

《汇辨》云：伏脉主病，多在沉阴之分，隐深之地，非轻浅之剂，所能破其藩垣也。诸症莫非气血结滞，惟右关右尺，责其无火，盖火性炎上；推筋至骨而形始见，积衰可知，更须以有力无力，细为分辨，则伏中之虚实燎然矣。

## 动<sup>阳</sup>

### 体状诗

动无头尾，其形如豆，厥厥动摇，必兼滑数。汪子良曰：动脉短滑数备。

动脉摇摇数在关，无头无尾豆形团。其原本是阴阳搏，虚则摇分胜者安。

### 主病诗

动脉专司痛与惊，汗因阳动热因阴，或为泄痢拘挛病，男子亡精女子崩。

滑伯仁曰：动则为虚劳体痛，为泻为崩。

李士材曰：阴阳不和，气搏击则痛，气撺进则惊也。

### 分 诊

左寸动者，惊悸可断；右寸动者，自汗无疑。左尺得动，亡精失血；右尺得动，龙火奋迅。动在左关，惊及拘挛；动在右关，心脾疼痛。

## 抉 微

《汇辨》云：动脉厥厥动摇，急数有力，两头俯下，中间突起，极与短脉相类，但短脉为阴，不数不硬不滑也。动为阳，且数且硬且滑也。

## 辨 妄

李士材曰：按关前为阳，关后为阴。故仲景云：阴阳相搏，名曰动。阳动则汗出，分明指左寸之心，汗为心之液；右寸之肺，肺主皮毛而司腠理，故汗出也。又曰：阴动则发热，分明指左尺见动，为肾水不足；右尺见动，谓相火虚炎，故发热也。因是而知旧说言动脉只见于关上者，非也。且《素问》曰：妇人手少阴心脉动甚者，为妊子也。然则手少阴明隶于左寸矣，而谓独见于关可乎？成无己曰：阴阳相搏，则虚者动。故阳虚则阳动。阴虚则阴动。以关前为阳，主汗出；关后为阴，主发热，岂不精妥？又曰：《脉诀》云：寻之似有，举之还无，是弱脉而非动脉矣。又曰：不离其处，不往不来，三关沉沉，含糊谬妄，无一字与动脉合义矣。

## 动脉之义

王宇泰曰：阳升阴降，二者交通。上下往来于尺寸之内，方且冲和安静，焉睹所谓动者哉？惟夫阳欲降而阴逆之，阴欲升而阳逆之，两者相搏，不得上下，鼓击之势，陇然高起，而动脉之形著矣。此言不啻与动脉传神。

## 促 阳

### 体状诗

*促为急促，数时一止，如趋而蹶，进则必死。*

促脉数而时一止，此为阳极欲亡阴。三焦郁火炎炎盛，进必无生退可生。

### 相类诗 见代脉

### 主病诗

促脉惟将火病医，其因有五细推之。时时喘咳皆痰积，或发狂斑与毒疽。

《正眼》云：促因火亢，亦因物停。促为阳独盛，而阴不能和也，为气怒上逆、为胸满烦躁、为汗郁作喘、为血瘀发斑、为狂妄、为痈肿。诸实热之候，又为血气痰饮食五者之内，而或有一留滞于其间，则脉因之而促。虽然促而有力洪实，为热盛，为邪滞经络；促而无力损小，为虚脱，阴阳不相接之候。虽非恶脉，然渐退渐佳，渐进渐死。

## 分　诊

左寸促者，心火炎炎；右寸促者，气逆痰壅。左尺得位，遗滑堪忧；右尺得促，灼热为定。促在左关，血滞为殃；促在右关，脾宫食滞。

## 抉　微

李士材曰：促脉得之脏气乖违，稽留凝涩，阻其运行之机，因而歇止者，十之六七也，其止为轻；得于真元衰惫，阳弛阴涸，失其揆度之常者，十之二三也，其止为重。燕都王湛六，以脾泄求治。神疲色瘁，诊得促脉，或十四五动一止，或十七八动一止。是真元败绝，阴阳交穷，而促脉呈形，与稽留凝泣而见促者，大不侔矣。法在不治，一月果殁。

## 辨　妄

李时珍曰：《黎氏脉经》但言数而止为促，《脉诀》乃云并居寸口，不言时止者，谬矣。数止为促，缓止为结，何独寸口哉？

# 结<sup>阴</sup>

## 体状诗

*《正眼》云：结为凝结，缓时一止，徐行而怠，颇得其旨。*

结脉缓而时一止，独阴偏盛欲亡阳。浮为气滞沉为积，汗下分明在主张。

## 相类诗<sup>见代脉</sup>

## 主病诗

结脉皆因气血凝，老痰积滞苦沉吟，内生积聚外痈肿，疝瘕为殃病属阴。

滑伯仁曰：结为阴独盛而阳不能入也，为积聚、为七情所郁。浮结为寒邪滞经，沉结为积气在内。先以气寒脉缓，而气血痰饮食五者，一有留滞于其间，则为结。

## 分部主病

左寸结者，心寒疼痛；结在左关，疝瘕必现；左尺得结，痿躄之疴。右寸结者，肺虚气寒；结在右关，痰滞食停；右尺得结，阴寒为楚。

## 抉 微

李士材曰：结而有力者，方为积聚；结而无力者，是直气衰弱，违其运行之常，一味温补为正治。止数频多，参伍不调者不治。叔和云：如麻子动摇，旋引旋收，聚散不常曰结，主死，是也。

张路玉曰：越人云：结甚则积甚，结微则气微。言结而少力，为正气本衰，虽有积聚，脉结而不甚也。凡寒饮死血，吐利腹痛，癫痫虫积等，气郁不调之病，多有结脉暴见，即宜辛温扶正，略兼散结开痰，脉结自退。尝见二三十至内有一至接续不上，而指下虚微，此元气骤脱，如补益不应，终见危殆。

李濒湖曰：《脉诀》言：或来或去，聚而却还，与结无关。仲景有累累如循长竿曰阴结，蔼蔼如车盖曰阳结。《脉经》又有如麻子动摇，旋引旋收，聚散不常者曰结，主死。此三脉名同实异也。

## 代阴

## 体状诗

仲景云：代脉动而中止，不能自还，因而复动。吴氏曰：脉至还入尺，良久方来。结促之止，止无常数；代脉之止，止有定期。

动而中止不能还，复动因而作代看。病者得之犹可疗，平人却与寿相关。

## 相类诗

数有时止名为促，缓止须将结脉呼。止不能回方是代，结生代死有殊途。

## 主病诗

代脉元因脏气衰，腹疼泄痢下元亏。或为吐泻中宫病，女子怀胎三月兮。

## 抉 微

《汇辨》云：代主脏衰危恶之病，脾土败坏，吐利为咎；中寒不食，腹疼难救。又云：止有定期者，盖脾主信也，故《内经》以一见代脉，为脏气衰微，脾气脱绝之诊。

黎氏曰：代为真死脉，不分三部，随应皆是。

《正义》云：按：代散之脉，从未有分部位者。予常诊丁子之脉，惟左尺见代，才一至耳，至关上即滑数，余曰：肾气已绝，不可为矣。然群医但见其滑数，不见其代也。

## 宜 忌

滑伯仁曰：无病而羸瘦脉代者，危脉也；若有病而气血乍损，而气不能续者，只为病脉。又妊娠脉代，胎必三月。

李士材曰：伯仁论病脉，为暴病言也，若久病得代脉，万无一生。黄桂岩心疼夺食，脉三动一止，良久不能自还。古人谓：痛甚者脉多代，少得代脉者死，老得代脉者生。桂岩春秋高矣，虽有代脉，不足虑之，果两旬而起。

## 代义不一

张景岳曰：夫缓而一止为结，数而一止为促，其至或二动，或三动，至乃不等，然皆至数分明，起止有力。所主之病，有因气逆痰壅，而为间阻者；有因血气虚脱，而为断续者；有因生平禀赋多滞，而脉道不流利者，此自结促之谓也。至于代脉之辨，则有不同。如《宣明五气篇》云：脾脉代。《邪气脏腑病形篇》曰：黄者其脉代。皆言脏气之常候，非谓代为止也。又《平人气象论》曰：长夏胃气软弱曰生，但代无胃曰死。乃言胃气去，而真脏见者死，亦非谓代为止也。《根结篇》曰：五十动而不一代者，五脏皆受气；四十动一代者一脏无气，如本篇所云，此乃至数之代，若脉本平匀，而忽强忽弱者，乃形体之代，即《气象论》所云是也。又若脾主四季，而随时更代者，乃气候之代，即《宣明五气》等篇所云是也。凡脉无定候，更变不常，则均谓之代，但当各因其变，而察其情，庶得其妙。

## 代主脏绝

五十一止身无病，数内有止皆知定，数内者，即五十内之数也。知定者，可定其脏气之死期也。四十一止肾脏衰，三十一止肝气尽，二十一止脾败竭，十动一止心脉绝，四五动止肺经伤。死期便参声色证，两动一止三日死，三四动止五六日，五六一止七八朝，次第推之自无失。

《脉经》云：一动一止二日死，二动一止三日死，三动一止四日死，四动一止六日死，五动一止七日死，六动一止八日死，七动一止九日死，八动一止十日死，九动一止十一日死，十动一止立夏死。

《脉经》又曰：不满五十动一止者，五岁死；四十动而一止者，一脏无气，四岁死；三十动而一止者，二脏无气，三岁死；二十动而一止者，三脏无气，二岁死；十动而一止者，四脏无气，岁中死。

戴同父曰：《脉经》以四脏无气，岁中死，几脏无气，以分别几岁之死期，予窃疑焉。《内经》云：肾绝六日死，肝绝八日死，心绝一日死，果此脏气绝，又安能待四岁、三岁乎。

王宏翰曰：夫戴氏引《内经》而正《脉经》之谬，予会而详思默悟，得其几焉。如某脏之气衰，尚未败绝而见代者，则死期之岁月，从《脉经》而断之；如某脏之气败绝而见代者，则死期之岁月，从《内经》而断之。但《内经》原说某脏绝，而《脉经》当作某脏衰弱也。

慎庵按：王氏断论，亦属模棱，终非画一之论。至谓某脏气衰，尚未败绝，从《脉经》断云云，见亦骑墙，即如其说，若病者脏气衰弱，可延三四岁者，择医而治，临病之工岂无具眼者？治之得宜，用药辅助脏气复旺，因而得生者，亦复不少。由是知《脉经》之言，亦不足征，徒为浅识者树帜，藉口炫奇，删之可也。今仍而不删者，在往籍中，皆录是说，因出《脉经》存而不论。今予因戴、王两家之言，亦存而驳正之曰，必无是理，免滋后学之惑。在当时王氏论脉，而自称曰经，亦云僭矣，今人因其称经，而不论其中是非，可称无识也。况其书，杂引《内经》《伤寒论》《金匮》《中藏经》《扁鹊内照经》等文以成书，又乌得称经哉？在往昔圣哲相传，称经尠矣，而王氏混附己见，而亦欲称经，岂非僭乎？故张子路玉有金屑入眼之讥，可称独见也。再有论见后附余。

## 疾阳

《汇辨》云：疾脉急疾，数之至极，七至八至，脉流薄疾。伯仁曰：疾脉快于数，呼吸之间，脉七至八至，热极之脉也。在阳犹可，在阴为逆。六至以上，脉有两称，或名曰疾，或名曰极，总是急数之脉，数之甚者也。

## 主 病

疾为阳极，阴气欲竭。脉号离经，虚魂将绝。渐进渐疾，且夕殒灭，毋论寸尺，短期已决。

## 抉 微

李士材曰：经脉流衍，昼夜五十周于身，若一息八至，当一百周，而脉行一千六百余丈矣，必喘促声嘶，仅呼吸于胸中数寸之间，而不能达于根蒂，真阴竭于下，孤阳亢于上，而气之短已极矣。惟伤寒热极，方见此脉；若劳瘵症，亦或见之，俱主死。阴阳易病者，脉常七八至，是已登鬼录者也。

张路玉曰：躁疾皆为火象，惟疾而不躁，按之稍缓，方为热症之正脉。阴毒身如被杖，六脉沉细而疾，灸之不温者死，谓其阳绝也。然亦有热毒入于阴分，而为阴毒者，脉必疾盛有力，不似阴寒之毒，虽疾而弦细无力也。

## 离经有二义 见后管窥

## 散 阴

脉浮乱，有表无里，中候渐空，按则绝矣。散为本伤，见则危殆，必死之候，故不主病。

## 体 象

散脉者，举之浮散，按之则无，去来不明，漫无根蒂，不似虚脉之重按虽虚，而不至于散漫也。散为元气离散之象，故伤寒咳逆上气，其脉散者死，谓形损故也。然形象不一，或如吹毛，或如散叶，或如悬雍，或如羹上肥，或如火薪然。若真散脉，见之必死，非虚大之比。经曰：代散则死。若病后大邪去，而热退身安，泄利止而浆粥入胃，或有可生者。

## 抉 微

戴同父曰：心脉浮大而散，肺脉短涩而散，皆平脉也；肾脉软散，诸病脉代散，皆死脉也。古人以代散为必死者，盖散为肾败之征，代为脾绝之征也。肾脉本沉，而散脉按之不可得见，是先天资始之根本绝也；脾脉主信，而代脉歇至，不愆其期，是后天资生之根本绝也，故二脉独见，均为危殆之候，而二脉交见，尤为死之符。

## 清 《诊宗三昧》补

清脉者，轻清缓滑，流利有神，似小弱而非微细之形，不似虚脉之不胜寻按，微脉之软弱依稀，缓脉之阿阿迟纵，弱脉之沉细软弱也。清为气血平调之候，经云：受气者清。平人脉清虚和缓，生无险阻之虞。如左手清虚和缓，定主清贵仁慈；若清虚流利者，有刚决权变也，清虚中有一种弦小坚实，其人必机械峻刻；右手脉清虚和缓，定富厚安闲，若清虚流利，则富而好礼，清虚中有种枯涩少神，其人虽丰，目下必不适意。寸口清虚，洵为名裔，又主聪慧；尺脉清虚，端获良嗣，亦为寿征。若寸关俱清而尺中蹇涩，或偏小偏大，皆主晚景不丰，及艰子嗣；似清虚而按之滑盛者，此清中带浊，外廉内贪之应也。若有病而脉清楚，虽剧无害，清虚少神，即宜温补以助真元。若其人脉素清虚，虽有客邪壮热，脉亦不能鼓盛，不可以为证实脉虚，而失于攻发也。

浊脉者，重按洪盛，腾涌满指，浮沉滑实有力，不似洪脉之按之软阔，实脉之举之减小，滑脉之往来流利，紧脉之转索无常也。浊为禀赋昏浊之象，经云：受谷者浊。平人脉重浊洪盛，垂老不能安闲，如左手重浊，定属污下；右手重浊，可卜庸愚。寸口重浊，家世卑微。尺脉重浊，子姓卤莽。若重浊中有种滑利之象，家道富饶；浊而兼得蹇涩之状，或偏盛偏衰，不享康宁，又主夭枉；似重浊而按之和缓，此浊中兼清，外圆内方之应也。大约力役劳勤之人，动辄劳其筋骨，脉之重浊，势所必然。至于市井之徒，拱手曳裾，脉之重浊者，此非天性使然欤？若平素不甚重浊，因病鼓盛者，急宜攻发，以开泄其邪；若平昔重浊，因病而得蹇涩之脉，此气血凝滞，痰涎胶固之兆，不当以平时涩浊论也。

# 卷之八　切诊五

乌程林之翰宪百父（别字慎庵）　纂述

## 病脉宜忌

脉之主病，有宜不宜。阴阳顺逆，吉凶可知。中风之脉，却喜浮迟；数大急疾，兼见难支。伤寒热病，脉喜浮洪；沉微涩小，证反必凶。汗后脉静，身凉则安；汗后脉躁，热甚必难。阳证见阴，命必危殆；阴证见阳，虽困无害。伤暑脉虚，弦细芤迟，若兼滑实，别证当知。劳倦内伤，脾脉虚弱。汗出脉躁，死证可察。疟脉自弦，弦数者热，弦迟者寒，代散者绝。泄泻下痢，沉小滑弱，实大浮数，发热则恶。呕吐反胃，浮滑者昌，弦数紧涩，结肠者亡。霍乱之候，脉代勿讶，厥逆迟微，是则可嗟。嗽脉多浮，浮濡易治；深伏而紧，死期将至。喘息抬肩，浮滑是顺；沉涩肢寒，皆为逆证。火热之证，洪数为宜。微弱无神，根本脱离。骨蒸发热，脉数为虚，热而涩小，必殒其躯。劳极诸虚，浮软微弱，土败双弦，火炎则数。失血诸证，脉必现芤，缓小可喜，数大堪忧。蓄血在中，牢大却宜，沉涩而微，速愈者希。三消之脉，浮大者生，细微短涩，形脱堪惊。小便淋闭，鼻色必黄，数大可疗，涩小知亡。癫乃重阴，狂乃重阳，浮洪吉象，沉吉凶殃。痫宜虚缓，沉小急实，或但弦急，必死不失。疝属肝病，脉必弦急，牢急者生，弱急者死。胀满之脉，浮大洪实，细而沉微，岐黄无术。心腹之痛，其类有九，细迟速愈，浮大延久。头痛多弦，浮紧易治，如呈短涩，虽救叵及。腰痛沉弦，浮紧滑实，何者难疗，兼大者失。脚气有四，迟数浮濡，脉空痛甚，何可久持。五脏为积，六腑为聚，实强可生，沉细难愈。中恶腹胀，紧细乃生，浮大维何，邪气已深。鬼祟之脉，左右不齐，乍大乍小，乍数乍迟。五疸实热，脉必洪数，过极而亢，渴者为恶。水病之状，理必兼沉，浮大出厄，虚小可惊。痈疽之脉，浮数为阳，迟则属阴，药宜酌量。痈疽未溃，洪大为祥，若其已溃，仍旧则殃。肺痈已成，寸数而实；肺痿之形，数而无力。肺痈色白，脉宜短涩，浮大相逢，气损失血。肠痈实热，滑数可必，沉细无根，其死可测。喉痹之脉，迟数无常，缠喉走马，微伏则难。中毒之候，尺寸数紧，细微必危，旦夕将殒。金疮出血，脉多虚细，急实大数，垂亡休治。

# 运气要略

## 六气之脉应节候之诊

### 《素问·至真要大论篇》

**厥阴之至，其脉弦。** 此言主气也。大寒至惊蛰，为厥阴风木主之初气也，其气之至，脉来弦也。但子午之年，客气之初气，乃太阳寒水，然太阳之至，其脉大而长之类。为医者，学宜活泼，不可拘执。若止言主气，而不言客，恐临诊有所不应，后学无所适从也。丑未之年，客之初气，厥阴风木；寅申之年，客之初气，少阴君火；卯酉之年，客之初气，太阴湿土；辰戌之年，客之初气，少阳相火；巳亥之年，客之初气，阳明燥金也。

**少阴之至，其脉钩。** 春分至立夏，为少阴君火主之二气也，但子午之年客之二气厥阴风木，即丑未之初气也；丑未之年，客之二气，少阴君火，即寅申之初气，以此类推。

**少阳之至，大而浮。** 小满至小暑，为少阳相火主之三气也，如子午年客之三气，即寅申年客之初气少阳也；丑未年客之三气，即卯酉年客之初气，太阴之类是也。

**太阴之至，其脉沉。** 大暑至白露，为太阴湿土主之四气也，如子午年客之四气，即卯酉年客之初气太阴湿土；丑未年客之四气，即辰戌年客之初气，少阳之类是也。

**阳明之至，短而涩。** 秋分至立冬，为阳明燥金主气之五也，如子午年客之五气，即辰戌年客之初气少阳相火；丑未年客之五气，即巳亥年客之初气，阳明之类。

**太阳之至，大而长。** 小雪至小寒，为太阳寒水主气之六也，如子午年客之六气，即巳亥年客之初气阳明燥金；丑未年客之六气，即子午年客之初气太阳寒水之类，以此而推之也。

按：以上六气之脉，各有其时。时至则气至，气至则脉至，所谓天和也。经曰：毋伐天和。若至而甚，则失中和之气则病，如但弦无胃之类；时至脉不应，来气不足也，亦病；时未至而脉先至，来气太过也，亦病，如此之类，安可不知也。

### 五运六气图论

五运者，金木水火土也；六气者，风寒暑湿燥火也，其法合十干为五运，对十二支为六气。运有主运、客运，气有主气、客气，天以六气动而不息，上应乎客；地以五行静而守位，下应乎主。

运有南北二政，惟土运为南政，甲己二年是也。盖土位居中，面南行令故也。金木水火四运为北政，乙丙丁戊庚辛壬癸八年是也，皆以臣事，北面受令故也。

甲己之岁，土运统之；乙庚之岁，金运统之；丙辛之岁，水运统之；丁壬之岁，木运统之；戊癸之岁，火运统之也。

### 总　论

运乃五年一周，气则六期环会。五运有太过不及，有平运，有大运、有主运、客运也。太过者，甲丙戊庚壬，五阳干也；不及者，乙丁己辛癸，五阴干也。太过之年，大寒前十三日交，名曰先天；不及之年，大寒后十三日交，名曰后天；平运者，司天与运同气也。或太过而司天克气，或不及而年支相合，谓之岁会；或月干与之相符，或交初气，日干时干与之相合，谓之干德符。值之者，物生脉应，无相先后，皆平运也；正大寒日交，名齐天大运者，本年年干也。主运者，每年皆以木运，从大寒日始，以次相生，至水而终，每运各主七十二日零五刻，岁岁皆然也；客运者，如甲为土，乙为金，以次相生，至癸为火，逐岁变迁也。六气有司天，有在泉，有主气、客气，有正化、对化也。主气者，每年皆以木气从大寒始，以次相生，至水气而终，每气各主六十日奇八十七刻半，岁岁皆然也。客气者，以本年年支后第三支起，如子年子后第三支是戌，戌属水，就以水气从大寒日始，为初气，即在泉左间也；木为二气，即司天右间也；火为三气，即司天火气也；土为四气，即司天左间也；金为五气，即在泉燥金也；水为终气，即在泉右间也，每上各主六十日奇八十七刻半，每年不易也，以客加主，客胜主则从，主胜客则逆。凡司天主上半年，在泉主下半年，此运气之大概也。

## 天干之生，五行之位，五音之运，生成之数，太过不及，平运总图

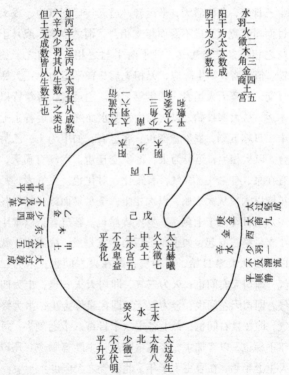

水羽一
火徵二
木角三
金商四
土五
宫

阳干为太太数成
阴干为少少数生

如丙辛水运丙为太羽其从成数
六辛为少羽其从生数一之类也
但土无成数皆从生数五也

太过赫曦
火太徵七
中央土
不及卑益
平备化

戊
己

乙 木 土
甲

平审平从四
不及少官
东官
太羽成
太徵成
金

太过坚成
太商九
西
少羽涸流
平不及顺静

庚金
辛水

太过发生
太角八
北
少徵二
不及伏明
平升平

壬水
癸火
水

**每年司天在泉正化对化之图**

正司化令之实，对司化令之虚。正化从本生数，对化从标生数。

土无成数皆从生数，故正化对化皆从五也。

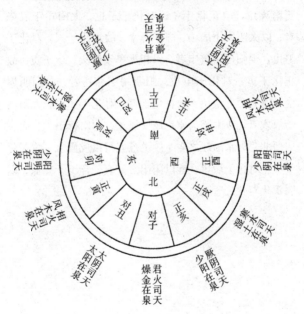

六气分上下左右而行天令，十二支分节令时日而司地化。然以六气而加于十二支，则有正化对化之不同，如厥阴之司于巳亥者，以厥阴属木，木生于亥，故正化于亥，对化于巳也；少阴司于子午者，少阴为君火，当正南离位，故正化于午，对化于子也；太阴司于丑未者；以太阴属土居中，旺于西南，故正化于未，对化于丑也；少阳司于寅申者，以相火卑于君火，生于寅，故正化于寅，对化于申也；阳明司于卯酉者，以阳明属金，酉为西方金位，故正化于酉，对化于卯也；太阳司于辰戌者，以太阳为水，辰戌属土，谓水行土中，而戌居西北，为水渐旺之乡，故洪范五行以戌属水，故正化于戌，对化于辰也，皆以阴阳之盛衰，合于十二辰，以明正化对化之理也。

## 每年主气客气之图

内图是主气，主气又名地气。年年如此，千古不易。

外图是客气，客气又名天气。年年更换，六岁相同。

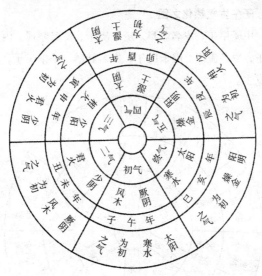

假如子午年，初气太阳，二气厥阴，三气少阴之类；丑未年，初气厥阴，二气少阴，三气太阴之类，推之是也。

**按：**客气，《六微旨大论》曰：上下有位，左右有纪。故少阳之右，阳明治之；阳明之右，太阳治之；太

阳之右，厥阴治之；厥阴之右，少阴治之；少阴之右，太阴治之；太阴之右，少阳治之。此谓气之标，盖南面而待之也

**子午岁气热化之图**

甲子甲午，岁名敦阜。庚午庚子，岁名坚成。丙子丙午，岁名流衍。戊子戊午，岁名赫曦。壬午壬子，岁名发生。

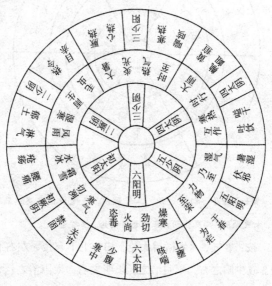

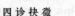
六图皆岁气加盘图也。内盘属天，天主动，客气也，故一岁而一迁；外盘属地，地主静，主气也，故常守其位。如子午岁则初气太阳加厥阴，丑未岁则初气厥阴加厥阴之类。主客相并而病生焉。每岁具图于后。

## 丑未岁气湿化之图

乙丑乙未，岁名从革。辛未辛丑，岁名涸流。丁未丁丑，岁名敷和。己丑己未，岁名卑监。癸未癸丑，岁名升明。

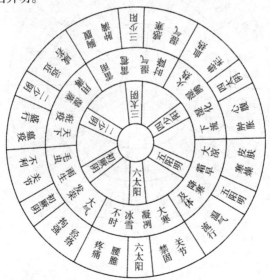

**寅申岁气火化之图**

丙寅丙申，岁名流衍。壬申壬寅，岁名发生。戊寅戊申，岁名赫曦。甲申甲寅，岁名敦阜。庚寅岁，名审平。庚申岁，名坚成。

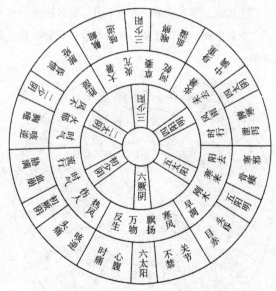

## 卯酉岁气燥化之图

丁卯丁酉，岁名敷和。癸卯癸酉，岁名伏明。己卯己酉，岁名卑监。乙卯岁，名从革。乙酉岁，名审平。辛卯辛酉，岁名涸流。

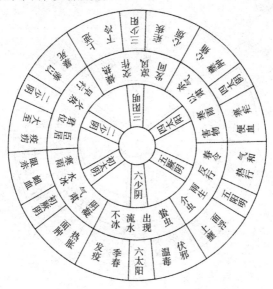

### 辰戌岁气寒化之图

戊辰戊戌，岁名赫曦。甲戌甲辰，岁名敦阜。庚辰庚戌，岁名坚成。丙辰丙戌，岁名流衍。壬辰壬戌，岁名发生。

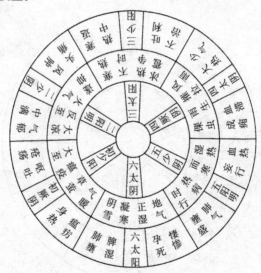

### 巳亥岁气风化之图

己巳己亥，岁名卑监。乙巳乙亥，岁名审平。辛巳辛亥，岁名涸流。丁巳丁亥，岁名敷和。癸巳岁，名升平。癸亥岁，名伏明。

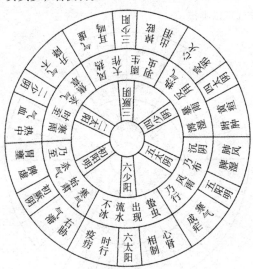

**每年交六气时节日图**

五日为一候，一候金水木火土周也。三候为一节，以为三才之道也。三月为一时，亦乾象也。四时为一岁，乃四曜之义也。每气主二月令，每令主二节，其时刻交气可以类推。

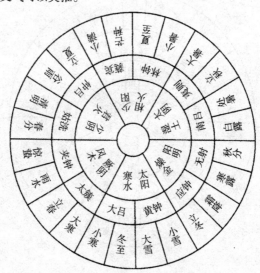

# 先天八卦后天八卦九宫分野总图

内图为先天　外图为后天　九宫分野

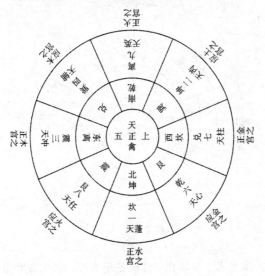

## 九宫八风图

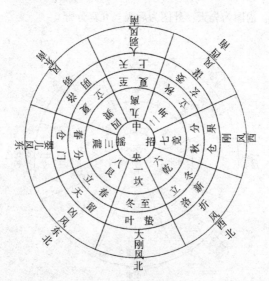

太乙者，岁神也。常以冬至之日，居坎方叶蛰之宫，计四十六日；立春，居艮方天留之宫，计四十六日；春分，居震方仓门之宫，以此照图推之也。太乙移日，天必应之以风雨，若此日有风雨，则岁美，民安少病。先于所移之日而有风雨，则天必多雨，后于所移之日而有风雨，则民必多汗。其风从所居之乡来，如冬至

日来自北方，春分日来自东方之谓，是之谓实风也，主
生长以养万物也；或从其冲后而来，如冬至日从南方西
方而来，春分从西方北方而来，是之谓虚风也，主杀害
以伤人也，谨候虚风以避之，惟圣人避之如矢，所以邪
不能伤。如风从南方来，名曰大弱风，南方属火为心，
主热，其伤人也，内舍于心，外在于脉，其气主病为
热；风从西南方来，名曰谋风，其伤人也，内舍于脾，
外在于肌，其气主病为弱；风从西方来，名曰刚风，西
属金为肺，主燥，其伤人也，内舍于肺，外在皮肤，其
气主病为燥；从西北来者，名曰折风，其内伤于小肠，
而外在手太阳之脉；从北方来，名曰大刚风，其伤人
也，内舍于肾，而外在于骨，及肩背内之膂筋，其气主
病为寒；从东北来，名曰凶风，其内伤于大肠，而外在
两胁旁骨下及肢节，以大肠于别腑不同，皆能受伤也；
从东方来，名曰婴儿风，其伤人，内舍于肝，外在筋
纽，其气主病为身湿，以风为婴儿，其气尚柔，不能胜
湿故也；从东南来，名曰弱风，以未主土，其内伤于
胃，而外在肌肉，其气主病体重。此八风者，皆从其虚
之乡来，乃能病人。三虚相搏，则为暴病卒死；两实一

虚，病则为淋露寒热，犯雨湿之地，则为痿。故圣人避风如避矢石，其有三虚而偏中邪风，则为击仆偏枯矣。

## 运气十一法

六十年内，有天符十二年，岁会七年，同天符六年，岁会同天符二年，同岁会六年，太乙天符四年，支德符四年，顺化运十二年，天刑运十年，小逆运十二年，不和运十二年。

运与司天相合，曰天符。

如戊子、戊午为火运，司天乃少阴君火，运与司天皆火，则为合，故曰天符，其己丑、己未、乙卯、乙酉、丙辰、丙戌、戊寅、戊申、丁巳、丁亥共十二年也。

运临本气之上，谓岁会。即运与地支合也。

如丙子年，丙为水运，子乃属水，则运与子合，故曰岁会，其丁卯、甲辰、己未、甲戌、戊午、乙酉共七年，皆是岁会也。

太过之运与在泉合，谓同天符。谓之同者，岁运与在泉合，阳年曰同天符，阴年曰同岁会。

如庚子、庚午年为金运，运与在泉阳明燥金合，故曰同天符，其壬寅、壬申、甲辰、甲戌共六年，亦皆同天符也。

岁会同天符。

如甲辰、甲戌二年，是也。

不及之运与在泉合，谓同岁会。

如辛丑辛未年，辛为水运，与在泉太阳寒水合，故曰同岁会，其癸卯、癸酉、癸巳、癸亥亦是，共六年也。

天符岁会相合，谓太乙天符。

如己丑己未二年，己为土运，又司天太阴湿土，丑未又属土，乃三合会也，故曰太乙天符，其戊午、乙酉亦是，共四年也。

运与四孟月相合，谓支德符。

如寅属木，春孟月也，壬寅年木运临之；巳属火，夏孟月也，癸巳年火运临之；申属金，秋孟月也，庚申年金运临之；亥属水，冬孟月也，辛亥水运临之是也。六十年中，止有此四年也。

天气生运，曰顺化。

如甲子、甲午、甲寅、甲申四年，乃少阴君火，下生甲土之运也；其壬辰、壬戌二年，水下生木也；乙丑、乙未二年，土下生金也；辛卯、辛酉二年，金下生水也；癸巳、癸亥二年，木下生火也，共一十二年也。

天气克运，曰天刑运。

如庚子、庚午年为金运，子午少阴君火，下克金运，故曰天刑，余仿此推之。如辛丑、辛未、庚寅、庚申、丁酉、丁卯、戊辰、戊戌、己亥、己巳共一十年也。

运生天气，曰小逆。

如壬子、壬午年，丁壬木运，子午少阴君火，木上生下火，故曰小逆，余仿此推之，如辛巳、辛亥、癸丑、癸未、壬寅、壬申、己卯、己酉、庚辰、庚戌共十二年也。

运克天气,曰不和。

如丙子、丙午、丁丑、丁未、丙寅、丙申、癸卯、癸酉、甲辰、甲戌、乙巳、乙亥共十二年也。

按:经曰:天符谓执法,岁会谓行令,太乙天符谓贵人。邪之中人,则执法者,其病速而危;行令者,其病徐而待;贵人者,其病暴而死也。

六气司天所主天时诗

风木司天主有风,少阴君火日融融,相火当权多酷热,太阴湿土雨濛濛,燥金用事多清肃,寒水当时冷气攻。

六气司天所主民病诗

风木司天多掉眩,少阴疮疡热相煎,相火流行瘟疫盛,太阴湿土胃家愆,燥金用事多皮揭,寒水当权筋骨挛。

主运诗

大寒木运始行初,清明前三火运居,芒种后三土运是,立秋后六金运推,立冬后九水运伏,周而复始万年如。

客运诗

甲己化土南政君,丙辛水运乙庚金,丁壬化木戊癸火，此为北政居于臣。

司天在泉诗

子午少阴君火天，阳明燥金应在泉，丑未太阴湿土上，太阳寒水雨连绵，寅申少阳相火旺，厥阴风木地中联，卯戌却与子午倒，辰戌巳亥亦皆然。

*卯酉年阳明司天，少阴在泉。辰戌年太阳司天，太阴在泉。巳亥年厥阴司天，少阳在泉。以上推之是也。*

主气诗

大寒厥阴气之初，春分君火二之隅，小满少阳为三气，大暑太阴四相呼，秋分阳明五是位，小雪太阳六之余。

客气诗

子午太阳寒水始，丑未厥阴风木通，寅申少阴君火初，卯酉太阴湿土是，辰戌少阳相火光，巳亥阳明燥金主。

*此诀乃轮流数去之法。假如子午年，初气太阳，二气厥阴，三气少阴，四气太阴，五气少阳，六气阳明。又如丑未年，初气便是厥阴，二气少阴，三气太阴之类，余仿此。*

## 二十四气七十二候生旺可推运气盛衰章

立春*正月节，斗指艮，土旺木相。*

雨水正月中，斗指寅，寅木用事。

惊蛰二月节，斗指甲，甲木用事。

春分二月中，斗指卯，木旺木相。

清明三月节，斗指乙，乙木用事。

谷雨三月中，斗指辰，辰土用事。

立夏四月节，斗指巽，木旺火相。

小满四月中，斗指巳，巳火用事。

芒种五月节，斗指丙，丙火用事。

夏至五月中，斗指午，火旺土相。

小暑六月节，斗指丁，丁火用事。

大暑六月中，斗指未，未土用事。

立秋七月节，斗指坤，土旺金相。

处暑七月中，斗指申，申金用事。

白露八月节，斗指庚，庚金用事。

秋分八月中，斗指酉，金旺金相。

寒露九月节，斗指辛，辛金用事。

霜降九月中，斗指戌，戌土用事。

立冬十月节，斗指乾，金旺水相。

小雪十月中，斗指亥，亥水用事。

大雪十一月，节指壬，壬水用事。

冬至十一月，中指子，水旺土相

小寒十二月，节指癸，癸水用事。

大寒十二月，中指丑，丑土用事。

以上节气十二，中气十二，每五日为一候，三候为一节气，共节气有二十四，候有七十二也。

## 管窥附余

苕东逸老林之翰慎庵父著述

男　廷璋右王

侄　廷英天扬

孙　准坤六阅

吴　冠左黄

门人张　永绍远工校

郑　栻主敬

**原脉体用**

《素问·脉要精微论》云：夫脉者，血之府也。

《灵枢·决气》篇云：壅遏营气，令无所避，是谓脉。

《灵枢·营气》篇云：营气之道，内谷为宝。谷入于胃，乃传之肺，流溢于中，布散于外。精专者，行于经隧，常营无已，终而复始。

《举要》云：脉乃血沠，气血之先，血之隧道，气息应焉。

潘硕甫曰：人身之血，犹夫水也；血中之脉，犹夫沠也。沠通则水源活，脉通则气血行。隧道，即经脉也，言其在血中，精密隐隧，自成一道也。仲景云：呼吸者，脉之头也。《灵枢》云：其行也以息往来，然非呼吸不能行，故曰气息应焉，而脉则指营气流行不息之道路耳。

邹丹源曰：经络者，脉之道路；动见者，脉之征验，皆不可以尽脉。脉也者，乃营气之精专者，行于经隧，而摄乎内外者也。血与气异体，得脉而同化；卫与营各行，得脉而相应，故脉之中，阴阳统焉。然则脉与血气，分之为三者，正可合之为一也，谓营气即脉可也。

刘河间曰：脉有三名，一曰命之本，二曰气之神，三曰形之道，所谓天和者也。

## 四诊抉微

朱丹溪曰：神者脉之主，脉者血之府；气者神之御，脉者气之使。嗟乎！脉者其先天之神乎？<sup>以上引证。</sup>

慎庵按：经文合诸家之论而观，则人身之脉，由后天血气而为体，先天神气而为用，血气神者，相合而成形者也。人身经络，直者为经，横者为络，经有十二，络有十五，此即隧道也，《内经》谓之经隧，后人又名之曰经脉，此乃肌肉空松处，包藏营气，而为昼夜运行不息之道路，所以载脉者也，犹夫盛物之器，非脉之体也。脉必以血为体，得气方能运行，脉道乃成，是气血不可须臾离者，岂非气血相合而成形乎？华元化曰：气血盛则脉盛，气血衰则脉衰，气血热则脉数，气血寒则脉迟，气血弱则脉微，气血平则脉缓。经云：脉实血实。合参而论，则脉以气血为体，既明而且当矣。又尝论患血证人，大脱血后，脉必见芤，芤乃中空之草而类葱，故以喻空脉之体，去血过多，而隧道中无血以行，而脉亦见中空之候，脉之以气血为体，又一明证也。然其有形无质之虚体，易于散乱，易于阻滞，故必随其血气虚实寒热，邪之盛衰，而见或大或小，或长或短，或浮或沉，或疾或缓之形，而无一定之体也。在气血又必由神之盛衰而为虚实，故曰以神为用。先哲云：脉贵有神，不可不审。所谓神者，即胃气也。经云：有胃气则生，无胃气则死。四时皆以胃气为本，顾胃气岂不为脉所重乎？然其源又在肾，而不在胃，此意惟崔紫虚独得之。《举要》云：资始于肾，资生于胃。此二句言脉由气血而赋形，而水谷日进，脾胃酝酿，化其精微而为血，注之于脉，潜滋暗长，脉道得以充实，岂非资生于胃乎？所以熟腐水谷，游溢精气，非脾胃之能也，全赖命门一点真阳，熏蒸鼓动，然后脾胃得以成其酝酿之功，岂非资始于肾乎？故肾为十二经脉之根，而为气血之先也，凡诊家所言有力无力，有根无根，有神无神者，无非皆指先天真气而言，非有他也。故丹溪有见于此，乃曰：脉者其先天之神乎。一言足以尽之矣，何用他求！若是，则脉之生于先天之真阳，而成于后天之血气者也。有谓脉以血为体，以气为用，殊不知经曰：根于中者，命曰神机，脉之神其用者，皆元神主宰其机也，在气固为运用之机，若神去则机息，气又安能独尽其用哉？故曰：以神为用，轩岐之旨也。

## 存　疑

王氏《脉经》云：心部在左手关前是也，与手太阳为表里，以小肠合为腑，合于上焦。肺部在右关前寸口是也，与手阳明为表里，以大肠合为腑，合于上焦。

《脉诀》云：心与小肠居左寸，肺与大肠居右寸。引证。

慎庵按：《脉诀》为高阳生假托王叔和而成是书，其中悖谬者不一，而戴氏已刊正其失矣。然其脏腑分属寸关尺，悉本之于王氏《脉经》云，在王氏乃从经脉相接，络脉互交，表里合一处，而以大小肠分属两寸，与心肺同其诊，后人咸宗之，自晋及今，千有余年矣，并无他议。自滑氏释《内经》，以大小肠处于腹中，二阴之病，有关于膀胱、大小肠者两尺亦得凭诊而主其病，并未尝指定二腑当附诊于两尺也。即《枢要》一书，专论切诊者，其左右手配合脏腑部位，悉遵《脉经》，大小肠分隶于两寸，并无附诊于尺之语。即汪氏《约注》，称其千古只眼之句，亦称其二腑下焦之病，可凭诊于尺，非有他指。在吴氏《脉语》中，亦谓王氏从络，大小肠附诊于二寸为有本，复引《经》以证。为不悖于古人，考之明季以前诸名家，皆从古诊法，何以后诸家，忽创言当附诊于尺耶？实滑氏之言，有以启之也。士生于千百年之后，而欲翻千百年人皆信从之成案，而使信从于己以标新，谁其信之？余末学何敢轻议先辈？然不能无疑，请得而陈之。盖天地以阴阳升降而成昼夜，五行迭运而成岁时者，皆一气流行所致也。人身一小天地，十二经脉，十五络脉，二十七气，相随上下，运行不息，而形体得以常存者，亦藉此一气流行而无间也，虽有二十七气之分，原不过一气流行所化，随地而异名者也，是以经脉通流，必由乎气。肺主诸气，而朝百脉，故十二经之气，皆会聚于此，然后分布于诸经。经气所至，脏气亦至，故十二经之邪正虚实，莫不以手太阴一经统候之，盖此所候者，是候脏腑之气，非候脏腑之体也。而西昌喻氏，又何得以大小肠腑体居下，为浊阴所注，不得于上焦清阳之脏，同列诊于两寸，而必欲抑之，强附于尺耶？盖胃为一大腑，十二经之所禀气，为清浊升降之枢机，其游溢之精气，上输于肺，从清道归于经隧，营运于中，皆清气也，故经曰：

清者为营。其浊阴之气归于腑，是即传道化物之降气，皆随大小便降泄，从二阴出于下，于经中流行之清气，各行其道，泾渭自分。经云：清阳出上窍，浊阴归六腑。清升浊降，乃天然之妙，况浊阴下降，而行于腹内，上下有重重膈膜遮蔽，不使相犯；清阳上升而行于经隧中，内外有层层肌肉护卫，毋容侵入，若山重水复之障隔，两不相干，有何相混？喻氏不以气之清浊而论脉，反以脏腑之清浊分置脉位，其见亦左矣。且十二经之流行于上下，始于肺，终于肝，而复始于肺，昼夜五十度周于身，莫不由此手太阴一经，同条共贯，循环无端。在十二经流行之次，自肺传大肠、胃、脾、心、小肠、膀胱、肾、包络、三焦、胆、肝，至肝复传于肺，以次递传为一周，其营气之流注于肺，即为肺经之气，自肺传大肠，即为大肠之气，诸经之传注，莫不皆然，所谓随地而易名者，此也。经气所至，脏气即内应于外，病亦显呈于指下，声应气求，自然之理，合症而断病，则表里虚实，莫了不了。观脏腑流行之经气，皆表里相承，一气流行，即此可证，经脉相接，络脉互交，表里合一，当分诊于寸而无疑矣。喻氏颖锋犀利，信笔

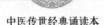

纵谈，不顾天荒地老，为此凿空之论，以疑误后人耶。
且肺与大肠，表里相传，其经脉交会，皆在两手大指之
端，自外侧手太阴肺少商穴，接乎手阳明大肠商阳穴而
下，表里交相络也。心与小肠表里相传，其经脉交会，
皆在两手小指之端，自内侧手少阴心少冲穴，接乎手太
阳小肠少泽穴而下，表里交相络也，经络俱于此交会，
则经气亦莫盛于此，二腑反不诊于寸，而候于尺，此理
之不可解，而不能无疑也。曷不观之水汇分流之处，其
势较之上流更为紧急者，以其聚于斯，气必盛于此故
也。脉之流行，犹夫水也，性亦同然，且寸脉居于鱼
后，肌肤浅薄，脉易呈形，下指即得，是以《难经》有
三菽、六菽，下指轻取、重取之义。尺居关后，肌肉隆
起，脉道沉下，故必推筋至骨，重取方得，隧道本自平
坦，因肌肉丰厚，则脉自沉下，非隧道有所低昂也，况
此沉下丰厚之处，左取肾、膀胱、小肠三经之脉，右取
肾、命门、三焦、大肠之脉，能不模糊指下，贻误后学
也。故予谓气盛浅露之区，经络交互之地，反专候脏气
而略腑，必欲以此深厚沉下模糊处，而候三经之脉，其
不为脉误者几希矣。诸先生者，予所景仰而向往者，读

其书，而私淑之久矣。独此一端，不能不致疑于诸先生同声附和于滑氏也，况诸先生之论，皆泛而不切，而无实据，反不若王氏从络而定诊，近理而有据也。今予阅历有年矣，皆从古诊法，合证施治皆验，有验即有是理，自不诬也。故吾用吾愚，不能从诸先生而阿其所私也，著《存疑》一则，就正宇内君子。倘能大破藩篱，进而教我，是予之幸矣，而有厚望焉。

### 订人迎气口分左右牵合之失

《灵枢·五色》篇曰：人迎气口，大紧以浮者，其病亦甚，在外；其脉口浮滑者，病日进；人迎沉而滑者，病日损；其脉口滑以沉者，病日进，在内。

脉口、气口，俱是寸口别名，两经常互称之，前四卷中，余已引《类经》张注以明之矣。见释寸口。

又曰：人迎盛坚者，伤于寒；气口盛坚者，伤于食。

愚按：东垣左人迎主表，右气口主里，宗此，但分左右，又宗叔和之失，并失经旨矣。以经文未尝分左右，分左右者，皆后人牵合之误，余又何敢轻议先哲？但经文具在，请细究之，当晓余说之不妄也。

《灵枢·禁服》篇曰：寸口主中，人迎主外，两者相应，俱往俱来。若引绳大小齐等，春夏人迎微大，秋冬气口微大，如是者名曰平人。

引绳齐等。引，长也，伸也。此喻上下齐等，犹圬者砌墙，必挂线捉准，上下相等，不令参差之意。阅此条经文，人迎诊于头，气口诊于手，上下之义，朗如离照，何庸置喙也。

《灵枢·四时》篇曰：持气口人迎以视其脉，坚且盛且滑者，病日进；脉软者病将下；诸经实者，病三日已。气口候阴脏也，人迎候阳腑也。

按：《素问·六节脏象论》《灵枢·经脉》篇两经俱以人迎气口，上下对待而言，并未尝分属左右者。

《素问·病能篇》曰：人迎者，胃脉也。王注云：胃脉循喉咙而入缺盆，故云。

滑伯仁《难经本义》云：寸口、人迎，古法以挟喉两旁动脉为人迎，至晋王叔和，直以左手关前一分为人迎，右手关前一分为气口，后世宗之。愚谓昔人所以取人迎、气口者，盖人迎为足阳明胃经，受谷气而养五脏者也。气口为手太阴肺经，朝百脉而平权衡者也。

《灵枢·终始》篇曰：阴者主脏，阳者主腑，阳受气于四末，阴受气于五脏。待其脉口、人迎，以知阴阳有余不足，平与不平，天道毕矣。所谓平人者不病，不

病者，脉口、人迎，应四时者也，上下相应，而俱往来也；六经之脉，不结动也。<sub>随气流行，故不结动。</sub>

愚按：后人必取法于先圣，而后成其学，先圣是后人之所师也。王叔和《脉经》，亦集圣经以成其书也，人迎、气口，轩岐明示人诊于上下，而叔和必欲牵合附会，迷惑后人，何离经叛道若是耶？以紫虚、东垣、丹溪之通达，亦主其说，明是忽视而不深究，千虑之一失也。此条经文，又和盘托出，明说上下相应，又何疑焉。

《素问·阴阳别论》云：三阳在头，三阴在手，所谓一也。

王注云：胃脘之阳，人迎之气也。胃为水谷之海，故候其气，而知病处。头谓人迎，手谓气口，气口在手鱼际之后一寸，人迎在结喉两旁一寸五分，皆可以候脏腑之气，故言所谓一也，其脉之动，常左小而右大，左小常以候脏<sub>脾也</sub>，右大常以候腑胃也。

愚按：人迎、气口二脉，细究两经篇中，往往上下对待而言，并无左右之分，至晋王叔和《脉经》，悖乱经常，添出蛇足，强分左右，以人迎牵合左手关前。至后崔紫虚，不究其源，亦主其说，直云左为人迎，右为

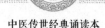
气口。经文具列在前，阅者细玩深思，不但无左右之分字训，并无左右之分意义，敢问诸先生不遵经而反宗叔和，又何意耶？何执流而忘源若是？经文不分，而后人强欲分之，又附会以成其谬。原叔和之意，以两手寸口三部，俱是手太阴肺一经之脉，肺主皮毛，故附于手而主表，然参仲景《伤寒论》，凡风寒伤于营卫，病在一身之表，无关于脏腑者，皆统寸口三部而诊，未尝分左右与寸尺也，惟审里之虚实，方分诊于寸关尺也，况左寸手少阴心脉，与表何涉乎？且表有三阳之表，在人迎单主阳明之表，不与太少二经之表。圣法井然，何容牵合，致使千古是非不明，诚轩岐之罪人也。在人迎诊于项，本彰明而昭著，圣人原示人周行平夷之道，使人易趋，反舍之而弗诊，后人必欲另辟蚕丛，别开蹊径，以为名高；独取气口左寸三分中之一分，而复侧指以取之，以手指圆稳，故必侧取。在候寸关尺，尚有轻重之分，今取人迎一分之脉，当重取之耶？抑轻取之耶？若侧指重取，是在关上，若平取，仍在寸脉；若一分之脉，轻取甚属微茫，其又向何处得其浮沉表里虚实耶？是舍正路而弗由，反驱人向羊肠鸟道中而行，每至步蹇而不得进，因而歇足者多矣，欲指迷而反失道，何困苦后人若是耶？余虽不敏，圣训煌煌，但知遵轩岐而不敢妄宗诸子，知我罪我，听之后人而已。

# 六纲领对待主治

### 浮脉主里须知

原夫浮脉主表，沉主里，乃一定之理而不易者，此道其常而未通其变者也。若论其变则有时而主里，往喆亦累言之矣，人自不察耳，予今陈列先哲名言而详察之。

秦越人曰：脉浮而有热者，风也；脉浮而无热者虚也。若虚阳浮露于外，亦必发热。是从表而辨之也。沈氏曰：乍病见浮脉，乃伤风邪；久病见浮脉，虚所为也，是从新久辨之也。丹溪曰：与人迎相应，则风寒在经；与气口相应，则荣血虚损，是从上下辨之也。东垣曰：浮而弦者，风也；浮而涩者，虚也。邹丹源曰：风寒之浮，盛于关上；虚病之浮，盛于尺中。引证。

愚按：诸家之言虽如此，然必审其有力无力，方为准则。浮而有力为风，必兼洪数；浮而无力为虚，则带濡弱，再参合外候，庶无遁情。至若内虚之证，无不兼浮，如浮𢭏失血，浮革亡血；内伤感冒，而见虚浮无力；劳瘵阴虚，而见浮大兼疾；火衰阳虚，而见浮缓不鼓；久病将倾，而见浑浑革至浮大有力。叔和云：脉浮而无根者死。又如真阴竭于下，孤阳浮于上，脉必浮大而无力，按之微细欲绝者，当益火之源。如上等证，悉属内伤，岂可以其脉浮，不审虚实，而浪用发表之剂乎？表里不明，则死生系之矣。学者须详审，慎之无忽。

### 沉脉主表须知

《伤寒论·太阳篇》云：或已发热，或未发热，必恶寒，体痛，呕逆，脉阴阳俱紧者，名曰伤寒。《少阴篇》云：少阴病始得之，反发热，脉沉者，麻黄附子细辛汤。

张景岳曰：表寒重者，阳气不能外达，脉必先见沉紧，是沉不可概言里。

邹丹源曰：独是脉浮而偏见里症，脉沉而独见表证，惑眩更甚，前人多有舍脉从证之说，然脉浮而议下者，必参大柴胡；脉沉而议下者，必参附子，然则仍非独从症也，从脉也。以上引证。

慎庵按：伤寒表证也，脉当浮。仲景但言脉紧，而不分浮沉者，以人身内气，呼吸开阖，无刻不与天气相通，今寒邪初感在表，肤腠郁闭，卫气不能通泄于外，则经气亦滞涩而不宣。寒性凝敛，骤难化热，不能鼓动经气，脉亦无从效象于浮，故不分言也。紧脉属阴，性复敛劲，而体本沉下，故不必言沉而沉自在也。伤寒初感，脉必见沉紧，理势然也。《举要》云：下手脉沉，便知是气病，在气郁，脉即见沉。岂有寒闭腠理，营卫两郁，脉有不见沉者乎？此沉脉主里，而复有时主表之不可不知也。又少阴发热脉沉，此标热本寒之症，太阳膀胱与少阴肾相为表里，在经脉流行之次，是膀胱传肾，伤寒六经传次，乃太阳传阳明，为循经得度传，今因少阴久虚，真阳衰惫，不能御寒，外邪乘虚，直入于里而脉沉，此表传里，非两感也，发热为标热，脉沉为本寒，故用麻黄以发太阳之邪，细辛为少阴表剂，以驱在里之寒，附子用以蒸动肾气，温经而散寒，兼固其本。此沉脉主表，又一明证也。

### 迟脉主热须知

《伤寒论》云：太阳病脉浮，因误下而变迟，膈内拒痛为结胸。

阳明病脉迟，汗出多，微恶寒者，表未解也，可发汗，桂枝汤。阳明病脉迟有力，汗出不恶寒，潮热便硬，手足濈然，为外欲解，可攻其里，大承气汤。

张景岳曰：凡人伤寒初解，遗热未清，经脉未充，胃气未复，脉必迟滑，或见迟缓，岂可投以温中而益助余邪？

刘河间曰：热盛自汗，吐利过极，则气液虚损，脉亦迟而不能数。

盛启东曰：迟而有力，且涩滞，举按皆然，胸中饱闷，二便闭赤者为实。以上引证。

慎庵按：迟脉属脏主寒，此一定之理，乃其常也。若论其变，又有主热之证治，不可不知，如上诸家之论证是也。所以然者，以热邪壅结，隧道不利，失其常度，脉反变迟矣。然脉之变迟，亦由营气不足，复为热伤，不能运动热邪，反为所阻，轮转之机，即缓慢而行迟，营气为运行之主，故脉亦如之。治欲攻邪，当兼扶正，如张刘二家所言之证是也，若长沙所云，全是中气有权，足以御邪不使陷入，故作膈痛，因拒格之故，营气不前，脉亦变迟，仲景全不牵枝带叶，以大小陷胸，审微甚而直攻其邪，不必顾正，攻邪即所以救正，邪去则正自安也。阳明第一条云：阳明水谷之海，气血俱多，一遇邪传入里，邪热结聚，郁蒸汗出，谓之热越。热越者，谓热邪越出于外也。若是阳明之邪，当解而不解者，以微恶寒，太阳之表邪，尚留连于经未解，故仍用桂枝和营，解散其邪，复审其脉迟有力，阳明燥实结聚之证全具，方用大承气汤攻下，而邪退矣。长沙审证用药之缜密如此。总之辨脉，必须合证审察，庶几病无遁情。若脉迟举按无力，仍是主寒之迟脉，必如盛氏所云举按皆有力，内证胸膈饱闷，便闭溺赤，方是主热之迟脉，涩滞正见热邪蕴于内，致经脉濡滞而行迟也。辨析如此，了然胸臆，又何疑焉？第举世岂乏高明？然食古不化，偏执一见，妄投温热，实实虚虚，遗人夭殇者，正复不少也。故予谆谆三复于此，愿后之学者，留心熟玩，慎无忽焉。

### 数脉主寒须知

《素问·大奇论》云：脉至如数，使人暴惊，三四日已。

张注云：数脉主热，而如数者，实非真数之脉，盖以卒动肝心之火，故令暴惊，俟三四日而气衰自愈矣。

仲景云：病人脉数，数为热，当消谷引食，而反吐者，为发汗，令阳气微，膈气虚，脉乃数也；数为客热，不能消谷，以胃中虚冷，故吐也。则是数有虚寒之一证矣。

或问于予曰：数脉息至驶疾，举按有力，主剥蚀真阴之实病，又安得有所谓数脉主寒之理乎？余应之曰：子之所问，抑何见之不广耶？夫火两间中阳焰之至大者也，一星燎原，不可向迩，固五行之常性而不失者。然抱璞子云：南海中萧邱有寒焰，春生秋灭，不妨耕植，近之则寒，岂非热亦化寒之左验乎？盖五行各有五，以一行之中，皆具五行，道家所谓五行颠倒是也，此即水中之火，以至阳伏于至阴之中，阳为阴郁，虽炎上为阴所化，已变易其常性矣。故海水咸而焦枯者，亦以阴中伏阳使然也；有时海水溢而沸腾者，因水中之火发于下而激起也。今夫数脉所主之寒，乃阳虚阴盛所生之内寒，是虚寒也，与外入之寒邪，郁而成热为实热症，迥不同也。若热邪盛于表里而脉数者，或当升散于表，或当清降于里，不难审证而治，治亦易也。独有如数之脉，不可不深究其脉症，细为体察，此即所谓主寒之数脉也。脉来浮数大而无力，按之豁然而空，微细欲绝。

经云：脉至而从，按之不鼓，诸阳皆然。此阴盛于下，逼阳于上，虚阳浮露于外，而作身热面赤戴阳于上，脉数无神，即前所云寒焰是也。内真寒而外假热，治当用参、熟、桂、附，井水顿冷服之，前人所谓以假对假是也。使虚阳敛归于内而降下，症必渐痊。假热之症脉，初起浮缓，亦有不数者，医家不识，误用寒凉之剂，脉反见数，更不省悟，寒剂猛进，脉反变数，益凉益数，竟不审新病久病，有力无力，鼓与不鼓，一概混投寒凉，遽绝胃气，安得不速人于死，凛然天鉴，可不畏哉？故操司命之权者，未可卤莽从事于斯也，学者当谨识而勖之。

### 数脉治有难易

又按：数脉属阳，阳宜平而不宜亢，过亢则为害矣。然六部之内，有宜见不宜见之别。宜见治之亦易，不宜见治之甚难。如始病见数，或浮数有力，是热在表，散之则已；沉数有力，是热在里，降之则愈，治之易也。病久脉数，或浮数空软，阳浮于上，治当温补；沉数细涩，阴竭于下，法必滋阴，疗治为难。心病左寸见数，独甚于他部，为心火独亢，泻之易已；肺病右寸见数，而过于别部，为火盛克金，治之难瘳；左关数实弦急有力，肝火蕴结，泻之为易；左关数虚，弦细无力，肝阴亏竭，补阴非易。右关数实，脾胃火烈，清降易已；数虚兼涩，脾胃阴竭，养阴费力。细数之脉，忌见两尺。左尺细数，兼之虚涩，真阴已竭，治专壮水，迁延时日，治亦无益；右尺浮数，按之细涩，真阳衰竭，益火之源，薪传已尽，治亦难愈。故胃竭而知其难，又何难哉？在前人谓肾有虚无实，故治有补无泻，知柏八味丸，是泻肾之剂也，惟禀阳脏，右尺独旺而实者，可用之，是泻其肾中偏旺之气，非泻肾阳之谓也。

### 滑主血蓄须知

《素问·脉要精微论》云：涩者，阳气有余也；滑者，阴气有余也。阳气有余，为身热无汗；阴气有余，为多汗身寒。此阴阳专指气血而言。

《举要》云：滑脉主痰，或伤于食，下为蓄血，上为吐逆。

慎庵据先圣所云，则滑为血盈气亏，涩为气旺血衰。由此而推，滑与涩所主之证，各具有有余不足也。血固有余，气非不足，较之有余者，似不足耳。盖血多则经脉充沛，隧道濡润，气益得张大其势，如洪水泛溢，舟行湍流，想见其迅疾流利之状。古人谓滑脉带数，以其流行急疾，有类于数，非真数也。故张路玉谓滑脉无无力之象，无虚寒之理，可谓入理深谈。无力则气势已宽缓，何从效象于急疾流利，以呈其滑耶？若证属虚寒，脉必沉迟无力，安得脉滑二言深中于理？往哲滑脉，多主血实气壅之候，良有以也。或曰：痰为津液凝聚，食不腐化停积。二物本具淖泽之性，而气应于经，故脉滑，理也。令经脉充盈，流行易而滑利，如水之泛滥冲决，滓秽尽涤，经脉泻注急疾，血又从何处蓄积而成瘀耶？血积则气滞窄涩，脉又安能得滑乎？曰此问亦不可少，如子所言，正嫌其血太过而成蓄积。盖有说焉，人之壮盛者，气血必盈，故经血盛，则溢于络，络盈则流于奇经，而归于血海，血海者，冲脉也。秦越人《二十八难》云：沟渠满溢，流于深湖。人脉隆盛，入于八脉，而不还周，故十二经亦不能拘之。此节正是经血盈溢，蓄积成瘀之注脚也。女子有余于血，故血海满必随月盈亏，而漏泄于经外，而为月事之时下也。若外因六气所感，内因七情所伤，皆能阻闭经脉，而成不月之病矣。血液类痰，滋而流利，初停蓄时，尚未凝聚，故脉应之则滑，久之经血枯燥，脉又变涩而呈象矣。男子虽云有余于气，不足于血，以男女之阴阳相较而言如此，此道其常，非通论也。然当强盛时，气壮血盈，如水之汹涌澎湃，必溃决以泄其余，来势少杀，而水得其平。人之经血亦然，充盈之极，络中亦必有溃裂罅隙，渗漏于肌肤分肉之间，随卫气流转，化汗而泄于外，卫阳亦因之而散泄，故多汗身寒，是无蓄积。若起居不慎，内外一有所伤，因而阻逆，蓄积不流而成瘀矣。在蓄血必留于胁下及少腹者，以胁乃肝之经脉所过，而络于少腹故也，然身必发热，二处按之肿痛，蓄之久，必发痈毒，在下焦，尺脉必独滑盛于他部，至溃裂散漏之言。予本之于《灵枢·百病始生》篇云：起居不节，用力过度，则络脉伤。阳络伤，则血外溢，血外溢则衄血；阴络伤，则血内溢，血内溢则后血；肠胃之络伤，则血溢于肠外。故往哲治血溢之证，有填补窍穴之说，此蓄血之原，不可不知也。或曰：滑涩又主痰与食者，何也？曰：食初停，物尚濡润，津液未伤，因中气输转迟缓，内即郁蒸，津液皆凝结似痰，故脉滑，中

外热蒸,驯至津液枯燥,脉即变涩矣。与前蓄血病,始
则滑,久则变涩,同一义也。至于滑脉所主之痰,此指
随气流动,而不结伏者言,若老痰火痰,坚韧胶固,结
伏于经络之间,碍其流行之道路,运行濡滞,则脉又涩
而不滑也。

### 涩主气滞须知

慎庵按:涩脉有内外气血之分别,寒热虚实之主
治,今人第知浮涩有力为气滞,沉涩无力为血虚。然稽
之于古,未足以尽其义也,予特揭出,告诸同志。

仲景曰:病人脉微而涩者,此为医所病也,大发其
汗,又数大下之,其人亡血。此虚涩也。又曰:何以知汗
出不彻?以脉涩故也。此实涩也。

《正义》云:为气不充盈,为血少精枯。是涩主气血
之虚证也。

又云:为瘀血积痰,为痰热结伏。是涩主气血之实证也。

又为寒邪郁结,汗出不彻,为雾伤皮腠。是皆涩脉之
主外邪者也。

《金匮》云:寸口脉浮大,按之反涩,尺中亦微而
涩,知有宿食。是主内伤不足,中之有余也。

左尺涩，男子为足软腰痪，女人为经枯血秘，孕妇为胎漏不安；右尺涩，为津液衰，大便秘结，为元阳虚。是涩主内伤不足，阴阳精血之衰也。

《正义》云：为小腹寒疝，腹中有寒。是涩之主内寒也。

又曰：液竭燥渴，烦热无汗。是又主燥热也。

慎庵按：人身所恃以生者，惟此气血耳。若气血相准，则经隧流通，而无一息之停，是无病之人也。一有偏胜，则从偏胜处而为病矣。故二者有相须相成之用，使血无气，不能流行经脉而使条达；气无血，失其统运之机而即迟滞不前。盖血以气为运用，气以血为依归也，岂非相须为用乎？经云：气主煦之，血主濡之。煦者，温养也；濡者，润养也。经血日得阳和以温养，则阴血充溢而流行易，是气有生血之功，阳主施化故也；经气日得血以濡润，则阳气健运而隧道滑，是血有滋长之能，阴主长养故也，岂非相成为用乎？故血虚则气失依归，运行之机濡滞而不流利；气虚则健运之力微弱，血失宣导之机，亦阻结而难前。故不拘血虚、血瘀、气虚、气郁脉俱呈涩者，皆因气机之阻，经脉失其畅达，流行艰涩故也。病若在气虚，脉必浮涩而无力，实则浮涩而有力也；病在血虚，脉必沉涩而细弱，实则沉涩而有力也，脉则然矣。审之外候，证有同然，方为准的。若外邪相干于表，饮食停滞于中，皆足以致脉涩者，一由遏郁其营卫出入之机，一由阻碍其胃中升降之道使然。十二经脉，皆禀气于胃，今因饮食不化，阻其升降之气，清浊混淆于中，故使膈满，时嗳酸臭，发热，胕胀，恶食，舌苔燥黄，胃因不能游溢精气而上输，经脉皆失其禀受，使中外上下之气机，多违其运用，故脉窄碍而呈涩也。长沙二条，一因医者妄汗妄下，津液亏损，而成枯涩；一因发汗不透，扰动经气，玄府复闭，气郁而成实涩也。当再汗以通其经气，则病自霍然。凡一切内外气血寒热虚实，致病而脉见涩者，非血滞于气，即气滞于血而使然也。

**代脉生死之辨**

《灵枢·根结》篇曰：五十动而不一代者，五脏皆受气；四十动一代者，一脏无气；三十动而一代者，二脏无气；二十动一代者，三脏无气；十动一代者，四脏无气；不满十动一代者，五脏无气，予之短期。短期，死期也。

慎庵按：《经》文受气者，谓五脏受气皆足，而无断续也。无气者，谓脏气亏损，已无气以应止息。经云：代则气衰，非谓败绝也。予之短期，此句专指不满十动之句而言，并非联属上四句而言也，况经文但言动止之数，以诊五脏无气之候，未尝凿言死期。而王氏《脉经》，劈空添出死期岁数。曰脉来四十投而一止，一脏无气，却后四岁春草生而死；三十投而一止者，二脏无气，却后三岁麦熟而死等云云。凡事揆之于理而难通者，必无之事也。若谓一脏无气，可延至三四岁之久，岂无治而得生者？吾不信也。即以母子相生之义推之，假如肾脏无气，则必上窃母气以自养；肺金为肾水之母，日受吸取，则肺气亦因之而亏损，不能下生于肾矣；是肾在上，必先自绝其母气，而水愈涸竭，金燥水涸，在下不能资生于肝木，木亦枯燥而无气矣。三脏相因无气，由于一脏之亏，余脏准此而推，莫不皆然。三脏同归于无气，又安能延及三四岁之久乎？至十投一止者，四脏无气，若是死期已促，不过待日而已，又何能计月以决死期哉？五动一止五日死之句，必审其病之新久，在外有恶绝之候，方可决其短期，若无败坏之证，而见之暴，只是病脉，亦未可遽断以为死期也。若少年新病，而气血暴损，以致神用不续，而见代脉者，治之得宜，气血复而代脉退，亦有得生者，如心腹诸痛，并痛风痹症，俱因痛伤，营卫结滞不通，而脉代者，痛止则脉续，故一切痛脉见代，皆非真代，不可准也。如霍乱大泻吐后，脉亦有结涩止代不匀者，因津液脱竭，气血交乱，流行隧道，滞涩难前，故脉代结而止歇也。《举要》云：霍乱之候，脉代勿讶；厥逆微迟，是则可怕。以霍乱乃卒暴吐下，谷神顿委，暂不接续，里和脉自调匀，非断绝者比，令勿惊讶；若手足厥逆，是阳衰阴盛，真元渐绝之象，则去生已远，恐骤脱难救，又安得不怕乎？若妊娠百日而脉代，以心包络输血养胎，经脉失荫，若别无他候，但当调其气血，则胎自固，而代自退，又何必再议治乎？按以上种种代脉，尚可图救，不可执定王氏之言，胶柱而鼓瑟，竟委弃而勿顾也，学者审之。予自数十年来，诊视亦多矣，每遇如上等证，治之合宜，得生者亦复不少。因是知代脉为有生有死之脉，非全是死绝之诊也。

### 代脉有二须知

盖代脉有二者，一谓有有生有死之别，一谓有有止无止之分也。生死之别，有止之分，前论辨之详矣，独无止之代，不得不再申明其义也。经云：黄脉代。盖主脾脉而应于四时：遇春得胃气而兼微弦，遇夏得胃气而兼微洪，遇秋得胃气而兼见微毛，遇冬得胃气而兼见微石，此乃四时更代之代。而得天和者，非死脉之代，此无歇止之代，其义又不可不知也。

### 天禀似代脉

有一种人，赋形时，经隧中有所阻而窄碍，流行寒涩，时或歇止，类乎代脉，自少至老不变易，此禀赋之常脉，勿作代看。先哲曾有言及者，予亦曾验数人，其人皆至耆耋而终，学者当谨识之，慎无妄断，而浪施药剂也。

### 缓脉主热

慎庵按：《脉诀》云：三部俱缓脾家热，口臭胃翻长呕逆，齿肿龈宣注气缠，寒热时时少心力。李时珍谓其出自杜撰，与缓无关。然余间尝稽之于古，在《灵枢·邪气脏腑病形》篇云：缓者多热。仲景曰：缓者阳气长。又曰：缓则胃气有余。海藏云：缓大而长为热。张景岳曰：缓者纵缓之状，非后世迟缓之谓。故凡纵缓之脉，多中热，而气化从乎脾胃也。由是而知《脉诀》以缓脉主热之说，是有本之言，非杜撰也。若论其全书，固多舛错，往喆已正其失矣。予自阅历以来，他症无论，独于温热证，邪热转入阳明，诊多纵缓之脉，人多错认为虚脉，妄投温补之剂，未有不覆人于反掌者。其所以错认之故，盖亦有因，以纵缓之脉类于虚，然亦不难辨也。虚大之脉，浮候按之，浮大而空；重按之，则微细欲绝。纵缓之脉，浮中沉三候，按之皆软大，表里如一，不若虚脉之沉候微细欲绝也。再详拙辑《温疫萃言》。或问热则脉当数，何反纵缓耶？殊不知热在血分则脉数，以阳旺阴虚，阳主捷故数；热在气分，则热能伤气，故脉反缓，但缓必兼长大耳，长大而加之以软，即此可以想见其纵缓之形矣。凡诊得至数调匀，而去来舒徐，有此从容和缓之象，此之谓平脉，是即胃气也。诸脉之宜兼见者也。若来去舒徐，而至数迟慢不前，是曰迟缓，主于虚寒，治宜温补者也。若脉形长大而软，来去宽纵不前，即张太素所谓如丝在经，不卷其轴之谓，是曰纵缓，病主于热，治宜清降者也。同一缓脉，而有曰和、曰迟、曰纵三者之分，而其主病，有虚实寒热之不同，三者之义了然，再参合于证，自无遁情矣。

# 跋

冠少从果庐沈先生受经，未尝有志于医。及读古至良医与良相并济，窃欣焉慕之。先生曰：医亦学人事也，烛微窥隐，出死入生，厥惟艰哉！吾乡以医名家者，实繁有徒，而能精其业，神其用，惟予友林子慎庵。林子始治举业，旁通岐黄，后所试辄效，四方就请者，屡常满户外，遂无意名场，心存利济。上自轩农，下及近古，广搜博采，不遗余义。其后名愈盛，志愈嵩，业愈精，心愈歉。每当漏声几滴，取架上书，篝灯纵观，时或达旦，必如是以为医，始可通神，始为圣手。冠闻先生言，心窃向往久矣。后因沈先生介绍，获从先生游也，面命耳提于四诊中。望闻问，三致意焉，几疑先生教以浅近法门，乃久之倍致叮咛，某持此术以往，亦百不失一，因恍然于四诊并重，而望闻问尤为切脉之符节，此夫子所以教及门，与古人冠望闻问于切者，俱有深意。顾世之业医者，未之思耳，及先生出是编相示，其中搜汇百家，参以独见，于四诊义蕴，无不